NICOLAI SCHLAG
ICH HÖR JA WOHL NICHT RECHT!

AF210077

NICOLAI SCHLAG

ICH HÖR JA WOHL NICHT RECHT!

WIE ICH MIT ZWEI HÖRGERÄTEN STILLE POST, SCHWIMMBAD UND ACHTERBAHNFAHRTEN ÜBERSTEHE – UND DABEI DEN ALLTAG MEISTERE

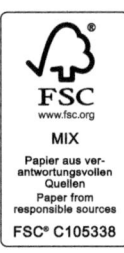

FSC
www.fsc.org
MIX
Papier aus ver-
antwortungsvollen
Quellen
Paper from
responsible sources
FSC® C105338

Originalausgabe
© 2025 Nicolai Schlag
Alle Rechte vorbehalten.

Bibliografische Information der Deutschen Nationalbibliothek:
Die Deutsche Nationalbibliothek verzeichnet diese Publikation in der
Deutschen Nationalbibliografie; detaillierte bibliografische Daten sind
im Internet über dnb.dnb.de abrufbar.

Die automatisierte Analyse des Werkes, um daraus Informationen
insbesondere über Muster, Trends und Korrelationen gemäß § 44b
UrhG (»Text und Data Mining«) zu gewinnen, ist untersagt.

Umschlagsgestaltung und Satz:
Sarah Schemske (www.buecherschmiede.net)
Foto: Olaf Nitz – Fotografie
Lektorat und Korrektorat: Sarah Schemske
(www.buecherschmiede.net)

Verlag: BoD · Books on Demand GmbH,
Überseering 33, 22297 Hamburg, bod@bod.de

Druck: Libri Plureos GmbH, Friedensallee 273, 22763 Hamburg

ISBN: 978-3-7693-0743-6

Für meine Familie

INHALT

HINWEIS ZUM GENDERN

Inklusion bedeutet für mich, alle Menschen einzubeziehen und sie an dem, was unsere Gesellschaft hervorbringt, teilhaben zu lassen. Das gilt auch für die Worte, die wir wählen und aus denen wir unsere Sprache formen.

»Die Grenzen meiner Sprache bedeuten die Grenze meiner Welt.« Der Philosoph Ludwig Wittgenstein, er lebte von 1889 bis 1951, bezog sich mit dieser Formulierung nicht aufs Gendern. Ich nehme es mir dennoch rotzfrech heraus, das Zitat in diesem Zusammenhang anzuführen. Sprache beeinflusst unser Denken, und aus unserem Denken erwächst unser Handeln. Eine Sprache, die bewusst Menschen ausgrenzt, verengt die eigene Welt. Sie kann nicht dazu führen, dass unsere Gesellschaft zusammenwächst und sich alle dazugehörig fühlen. Deshalb ist dieses Buch durchgängig gegendert. Ausnahmen betreffen lediglich die Textteile, die sich auf Personen beziehen, deren soziales Geschlecht ich kenne.

EINLEITUNG

Dies ist ein ehrliches Buch. Was sollte es auch sonst sein? Ein Buch, das mich gezwungen hat, weit zurück in meine Vergangenheit und ziemlich tief in mich selbst hineinzuschauen. Dabei habe ich Dinge gesehen, die ich längst vergessen hatte, und Dinge erkannt, die ich nicht von mir wusste.

Ich habe seit meiner Geburt eine hochgradige an Taubheit grenzende Schwerhörigkeit und es dauerte fast bis zu meinem vierten Lebensjahr, bis ich diagnostiziert wurde. Natürlich ging das nicht spurlos an mir vorbei. Ich geriet in zahlreiche unangenehme Situationen und erlebte mindestens ebenso viele peinliche Momente. Und ja, ich fühlte mich oft unwohl, war unsicher und hatte Angst vor der Welt, die da draußen lautstark auf sich aufmerksam machte.

Heute ist das nicht mehr so. Ich habe gelernt, mit meiner Hörschwäche umzugehen, habe gelernt, Situationen in meinem Sinne zu gestalten und den Herausforderungen des Lebens Lösungen entgegenzusetzen. Es war ein langer Weg. Meine Hörgeräte sind ein Teil dieser Lösungen.

Weit länger, als ich es zugeben möchte, habe ich darüber nachgedacht, wie Menschen aus meinem Umfeld auf meine Erfahrungen reagieren werden. Mit diesem Buch zeige ich mich angreifbar und verletzlich. Meine Kinder könnten es peinlich finden, dass ihr Vater seine Erlebnisse teilt. Meine Eltern könnten sich missverstanden fühlen und meine Kolleg*innen könnten mich für eine Lachnummer halten.

Vielleicht ist dieses Buch nun für mich der letzte große Befreiungsschlag, um jedes Restkrümelchen an Angst oder Unsicherheit abzuwerfen. Vielleicht habe ich dieses Buch in erster Linie für mich geschrieben.

Doch was bedeutet das für Sie? Vielleicht gehören Sie zu den gut drei Millionen Menschen in Deutschland, die ein Hörgerät tragen. Vielleicht gehören Sie zu der noch größeren Gruppe der Menschen, die eine Hörschwäche haben, sich aber davor scheuen, Akustiker*innen aufzusuchen. Vielleicht sind Sie mit einem Menschen, der eine Hörschwäche hat, befreundet. Vielleicht sind Sie auch einfach nur wissbegierig und haben sich dieses Buch deshalb gekauft. Ich weiß es nicht.

Doch ich hoffe, dass Ihnen meine Erfahrungen und Geschichten weiterhelfen. Wobei? Dabei, zu lernen, eigene Rückschlüsse zu bilden oder einfach dabei, besser zu verstehen. Denn darum geht es doch, oder?

MEIN OPA HAT
AUCH EIN HÖRGERÄT

»Mein Opa hat auch ein Hörgerät!« Manchmal werde ich auf meine Hörgeräte angesprochen. Es passiert jedoch bei Weitem nicht so oft, wie man annehmen könnte. Viele trauen sich nicht. Vielleicht, weil sie befürchten, dass es für mich unangenehm sein könnte, über meine Hörgeräte zu sprechen. Vielleicht aber auch, weil es für sie selbst unangenehm ist und sie lieber so tun wollen, als gäbe es meine Hörschwäche und meine Hörgeräte gar nicht. Doch diejenigen, die mich ansprechen, stellen häufig mehr als nur eine einzige Frage. Wie lange ich schon Hörgeräte habe, wollen sie dann wissen, oder ob ich die Hörgeräte nachts zum Schlafen ausziehe. Viele erzählen mir dann von Freund*innen, Verwandten oder Bekannten, die ebenfalls Hörgeräte tragen. Vielleicht wollen sie mir zeigen, dass sie keine Berührungsängste mit Hörgerätträger*innen haben, dass sie tolerant sind oder dass sie die Befindlichkeiten von Menschen mit Hörgeräten gut kennen. Ich fasse solche Aussagen niemals negativ auf und habe auch kein Problem damit, wenn ich auf meine Hörgeräte angesprochen werde. Nur früher, als Kind, wenn andere Kinder mir sagten: »Mein Opa hat auch ein Hörgerät«, fand ich das doof. Schließlich war ich kein alter Opa und ich wollte auch nicht mit einem Opa verglichen werden. Ich bin schließlich auch nicht als Opa auf die Welt gekommen.

Auf die Welt gekommen bin ich als kleiner Junge mit einer hochgradigen Innenohrschwerhörigkeit. Das war vor

39 Jahren und seitdem ist viel passiert: Die Welt war erst still und dann plötzlich laut. Dann kam ich in die Schule, machte irgendwann Abitur, schloss ein Studium ab, fing an zu arbeiten, zog mit meiner Freundin in unsere erste gemeinsame Wohnung und heiratete sie, wechselte meine Arbeitsstelle, trat in den öffentlichen Dienst ein und bin nun Beamter im Verteidigungsministerium.

Ja, ich führe ein privilegiertes Leben. Etwas anderes zu behaupten wäre schlicht gelogen. Doch für den kleinen Jungen, der 1985 die Welt zum ersten Mal zwar sehen, aber kaum hören konnte, war das bei Weitem nicht selbstverständlich.

Bei so ziemlich allem, was ich erlebt habe und woran ich mich aktiv erinnern kann, waren meine Hörgeräte dabei. Sie saßen hinten auf meinem Ohr, als ich im Sandkasten Purzelbäume schlug, sie waren da, als ich meine erste schlechte Schulnote bekam, sie hopsten auf und ab, als ich zu den »Prinzen« wild durch mein Zimmer tanzte, und sie waren auch dabei, als ich zum ersten Mal meine Frau küsste.

Als ich vor einiger Zeit darüber nachdachte, was ich in meinem Leben bisher alles erlebt und mitgemacht habe, wurde mir klar, dass meine eigene Geschichte auch die Geschichte meiner Hörgeräte ist. Vielleicht, so dachte ich, ist es für manche interessant, diese Geschichte zu erfahren.

Ich habe nicht den Anspruch, einen objektiven Bericht oder gar eine wissenschaftliche Abhandlung über das Leben mit Hörgeräten zu schreiben. Stattdessen will ich von den Erfahrungen erzählen, die ich in den vergangenen fast vier Jahrzehnten gemacht habe. Manche Geschichten mögen zum Staunen, andere zum Schmunzeln einladen. Manche können traurig stimmen und andere wiederum

Mut machen. Da es sich aber nur um meine eigenen Erfahrungen handelt und jeder Lebensweg einzigartig ist,
kann sich jede und jeder ein eigenes Bild machen und sich
aussuchen, welche Erfahrungen zu der eigenen Geschichte
oder der von Freund*innen, Verwandten oder Bekannten,
die ebenfalls Hörgeräte tragen, passen.

Was mich angeht, so leide ich an einer »hochgradigen bis an Taubheit grenzenden Schallempfindungsschwerhörigkeit beidseitig«. Wobei »leiden« nicht der
richtige Begriff ist. Leiden verbinde ich in erster Linie
damit, Schmerzen aushalten zu müssen. Ich habe keine
Schmerzen. Hätte ich aber meine Hörgeräte nicht, die
mein Hörvermögen annähernd auf eine Stufe mit einem
Menschen mit zwei gesunden Ohren heben, würde ich
den Begriff »leiden« vielleicht auch ohne Schmerzen tref-
fend finden. Ich weiß, dass es viele Menschen gibt, die
gar nicht hören können und denen auch keine Hörgeräte
weiterhelfen. Ich weiß auch, dass es Menschen gibt, die
weitaus gravierendere Einschränkungen haben als ich.

Bei körperlichen Einschränkungen wird häufig in
den Kategorien »schlimm« und »schlimmer« gedacht.
Vielleicht passiert uns allen das ganz automatisch. Eine
hochgradige Hörschwäche ist für viele schlimm, eine
Querschnittslähmung für viele schlimmer. Und ganz
ehrlich: Ich bewerte das doch auch so. Wenn ich aber
sage, dass ich es als »leiden« bezeichnen würde, wenn ich
keine Hörgeräte hätte und dieses Leben ohne technische
Hilfsmittel bestreiten müsste, dann sage ich das nicht,
weil ich mich mit anderen Menschen, die andere
Einschränkungen haben, vergleiche. Ich sage das nur, weil
mein eigenes Empfinden über meine eigene körperliche
Behinderung mich zu dieser Schlussfolgerung kommen

lässt. Also: Ich habe eine hochgradige bis an Taubheit grenzende Schallempfindungsschwerhörigkeit in beiden Ohren und ich leide nicht. Mir geht es gut. Mir geht es gut, weil ich Hörgeräte trage.

Als Kind habe ich mir oft Hörgeräte gewünscht, die man im Ohr tragen kann. Ich fand es einfach elegant, wenn die Hörgeräte mit der Ohrmuschel abschließen, anstatt dass sie auf dem Ohr aufliegen und durch einen Schlauch mit dem Ohrpassstück verbunden sind.

Leider konnte ich diese Hörgeräte aus zwei Gründen nicht bekommen: Erstens wachsen die Ohren im Kindes- und Teenageralter ziemlich schnell und ich hätte oft neue sündhaft teure Hörgeräte gebraucht, und zweitens reichte die Leistung der sogenannten In-dem-Ohr-Geräte – meist mit IdO abgekürzt – schlicht nicht aus, um meine Schwerhörigkeit vernünftig auszugleichen. Im Laufe der Jahre sind meine Ohren zwar ausgewachsen, die Leistung der eleganten und kleinen In-dem-Ohr-Geräte ist aber immer noch nicht stark genug, um mich zu versorgen. Von meinen ersten Hörgeräten, die ich im Alter von vier Jahren bekam, bis zu den Hörgeräten, die ich heute trage, hatte ich immer nur diese größeren Dinger, die auf dem Ohr aufliegen. Sie werden in der Fachsprache als »HdO«, also als »Hinter dem Ohr«-liegende Hörgeräte bezeichnet. Trotz des permanenten technischen Fortschritts vermute ich nicht, dass ich jemals IdOs werde tragen können. Meine Hörschwäche ist einfach zu stark ausgeprägt und die Technik der IdOs ist auf hochgradige Schwer-hörigkeiten nicht ausgelegt. Besonders schlimm finde ich das aber nicht mehr. Selbst an meine abstehenden Ohren habe ich mich mittlerweile gewöhnt. Die hatte ich aber schon von Geburt an und ich glaube nicht, dass die Hörgeräte dazu beigetragen haben. Jedenfalls nicht wesentlich.

Vielleicht sollte ich mich glücklich schätzen, dass ich 1985 geboren wurde und nicht 100 Jahre davor. Immerhin wurden die ersten moderneren HdOs erst in den 1960er-Jahren entwickelt. Davor sah es für Menschen mit Hörschwäche nicht wirklich gut aus. In den 1950er-Jahren waren Hörgeräte ungefähr so groß wie zwei übereinander gelegte Smartphones, zwischen 1910 und 1920 waren sie so groß, dass sie in einem kleinen Koffer mitgenommen werden mussten, und um das Jahr 1900 waren die Hörgeräte sogar noch größer und wogen sagenhafte 10 bis 15 Kilogramm, von den Kosten ganz zu schweigen. Alles vor dem Jahr 1900 war zwar leichter und kompakter, aber eben auch nicht besonders leistungsstark. Die ganz frühen Lösungen waren nicht elektrisch und versuchten, so gut es eben ging, mit einfachen Mitteln die Lautstärke zu erhöhen. Die bekannteste dieser Lösungen ist wahrscheinlich das Hörrohr und einer seiner berühmtesten Nutzer war kein geringerer als Ludwig van Beethoven. Leider litt Beethoven auch an Tinnitus und Hyperakusis, also einer starken Geräuschüberempfindlichkeit. Das Hörrohr hat ihm vermutlich nicht viel geholfen.

Doch auch seit 1985 ist die Entwicklung der Hörgeräte immer weiter vorangeschritten und die HdOs sind in den vergangenen Jahrzehnten immer kleiner geworden. Mein aktuelles Modell ist ein kleines digitales Wunderwerk, das ich jeden Tag aufs Neue zu schätzen weiß.

Ich spreche nicht Gebärdensprache und Lippenlesen kann ich auch nicht. Natürlich nutze ich alle Informationen, die mir in einer Situation zur Verfügung gestellt werden. Oder einfacher formuliert: Das, was ich trotz meiner Hörgeräte nicht verstehen kann, versuche ich mir aus Mimik, Gestik, Sinnzusammenhang oder Lippenform herzuleiten. Wenn ich zum Beispiel nicht heraushören kann, ob jemand gerade »Ball« oder »Knall« sagt, und weder Mimik, Gestik noch Sinnzusammenhang mir einen Hinweis liefern, kann ich es vielleicht daran erkennen, ob mein Gegenüber den Mund zu einem »B« wie in »Ball« oder zu einem »K(n)« wie in »Knall« formt. Doch mit Lippenlesen hat das nichts zu tun.

Um es vorwegzunehmen: Ja, ich habe einen Schwer-behindertenausweis, in dem ein »Grad der Behinderung« von 70 eingetragen ist, und nein, ich darf damit nicht mit meinem Auto auf den sogenannten Behindertenparkplätzen parken. Schließlich bin ich nicht gehbehindert – ich bin sogar ziemlich gut zu Fuß – und diese Parkplätze sollten den Menschen zur Verfügung gestellt werden, die sie wirk-lich brauchen.

Bei den unzähligen sinnvollen Fragen, die man mir in Bezug auf meine Hörschwäche stellen kann, wundere ich mich, wie oft mir die ziemlich dämliche Frage gestellt wird, ob ich auf den Behindertenparkplätzen parken darf. Ich krieche ja nicht auf meinen Ohrläppchen aus dem Auto! Doch ich möchte nicht fies sein. Es gibt viele Menschen, die keine Berührungspunkte zu Menschen mit einer Behinderung haben. Von »ich mache gar nichts, dann mache ich auch nichts falsch« bis hin zu »ich frage jetzt einfach mal geradeheraus, auch wenn es dämlich ist« habe ich schon alles erlebt, wobei letzteres eher selten ist. Die meisten Menschen sind leider zurückhaltend. Mir sind diejenigen lieber, die den Mut haben, nachzufragen und das Risiko nicht scheuen, auch mal eine Frage zu stellen, bei der ich als Betroffener innerlich mit den Augen rollen muss. Diejenigen, die Fragen stellen, können von mir eine Antwort bekommen, und diejenigen, die nicht fragen, denken vermutlich immer noch, dass eine Hörschwäche irgendetwas mit Behindertenparkplätzen zu tun haben muss.

Ich bin ganz ehrlich: Es gibt gewiss mehr Gründe, dieses Buch nicht zu lesen, als es Gründe dafür gibt, dieses Buch zu lesen. Eine Hörschwäche von Geburt an betrifft eben nicht jeden. Doch ich habe dieses Buch nicht nur für die geschrieben, die selbst eine Hörschwäche haben oder deren Freund*innen oder Angehörige Hörgeräte tragen. Dieses Buch ist auch für alle, die ihren Horizont erweitern und einen Einblick in eine Welt erhalten möchten, die ihnen nicht offensteht. Eine Welt, die ohne Hörgeräte in Stille gehüllt ist, und eine Welt, die sich selbst mit zwei Hörgeräten mit einigen Herausforderungen präsentiert. Wie sich diese Welt für mich ohne meine Hörgeräte präsentiert, was ich dann noch höre oder gar verstehe, beschreibe ich in diesem Buch an verschiedenen Stellen. Für den Moment genügt es zu wissen, dass meine Ohren ohne Hörgeräte fast nur dazu taugen, eine beliebte Angriffsfläche für Karikaturisten zu bieten. Hören kann ich ohne technische Hilfsmittel nur sehr wenig und verstehen kann ich kaum etwas. Wie gesagt: Es ist verdammt still.

PATIENTENAKTEN

Mir war klar, dass ich mein Leben mit Hörgeräten nicht erzählen kann, ohne selbst ein bisschen besser über meine medizinische Geschichte Bescheid zu wissen. Da sich vieles davon vor fast vier Jahrzehnten, also Ende der 1980er und in den 1990er-Jahren abgespielt hat, war ich auf der Suche nach einer verlässlichen Quelle.

Zur Einordnung: Meine medizinische Behandlung beginnt ungefähr zu der Zeit, als David Hasselhoff die Berliner Mauer in Grund und Boden singt, ausladende Schulterpolster noch in Mode sind, Bill Clinton im Weißen Haus George Bush Senior ablöst und die Idee für das World Wide Web gerade erst geboren ist. Es ist also sehr lange her.

Bei meiner Recherche im Internet – ein Glück, dass es das mittlerweile gibt – entdeckte ich den Ratgeber für Patientenrechte aus dem Jahr 2018, der vom »Beauftragten der Bundesregierung für die Belange der Patientinnen und Patienten« herausgegeben wurde. Dort heißt es etwas verkürzt: »Das Gesetz räumt Ihnen das Recht ein, jederzeit Ihre vollständigen Behandlungsunterlagen einzusehen. Sie dürfen zudem Abschriften aus der Patientenakte verlangen. So muss Ihnen die Arztpraxis auf Wunsch Unterlagen kopieren oder sie gegebenenfalls auf einem Datenträger zur Verfügung stellen. Die Kosten dafür müssen allerdings Sie übernehmen.«

Mittlerweile ist die erste Kopie der Patientenakte übrigens kostenfrei.

Wunderbar, dachte ich. Ich suchte mir auf der Home-page der Uniklinik Mainz irgendeine E-Mail-Adresse heraus, die am besten geeignet schien, mein Anliegen zu bearbeiten oder zumindest meine E-Mail an eine Person weiterzuleiten, die sie dann bearbeiten musste, und bat um die Herausgabe meiner Patientenakte. Nach ungefähr einer Woche erhielt ich die Antwort, dass meine Bitte eingegangen sei und man im Archiv die Patientenakte angefordert habe. Leider ließ die Bearbeitungsgeschwindigkeit ab diesem Zeitpunkt etwas nach und ich musste noch einen Scan meines Personalausweises sowie ein ausgefülltes und unterschriebenes Antragsformular übersenden. Dann teilte man mir mit, dass die Patientenakte zur Prüfung an die Rechtsabteilung weitergeleitet worden sei. Keine Ahnung, was die Akte dort gemacht hat, aber ich gehe davon aus, dass eine Uniklinik sich jeden Tag mit allerlei rechtlichem Ärger herumschlagen muss und es schon gute Gründe dafür gab, warum meine Patientenakte auf einem Schreibtisch in der Rechtsabteilung noch ein wenig verweilte.

Ungefähr zwei Monate, nachdem ich meine erste E-Mail an die Uniklinik geschickt hatte, erhielt ich die Patienten-akten. Da meine Akten schon so alt waren, waren sie bei der Uniklinik nur noch auf Mikrofilm vorhanden. Hieraus wurde für mich dankenswerterweise eine PDF-Datei erzeugt, die sage und schreibe 304 Seiten umfasst und für die ich 104 Euro und 20 Cent bezahlt habe.

Die Patientenakte ist ein wahrer Schatz, wenn es darum geht, mein Leben mit der angeborenen Hörschwäche und den Hörgeräten zu verstehen. Darin befinden sich Diagnosen, Ergebnisse von Hörtests, Anamnesebögen und Notizen zu meiner geistigen Entwicklung und meinem Verhalten. Es wurde sogar notiert, dass ich mit einem Stofftaschentuch in der Hand an meinem Daumen lutschte und dieses Stofftaschentuch »Nippi« nannte. Wie gesagt, die Akten sind ein wahrer Schatz und ich werde mich in diesem Buch immer wieder auf sie beziehen.

KINDHEIT

WIR KONNTEN NICHTS
UNGEWÖHNLICHES FESTSTELLEN

»Wir konnten nichts Ungewöhnliches feststellen.«
Ich war drei Jahre alt und meine Eltern hatten nur mit Mühe einen Termin in der Uniklinik Mainz für mich ergattern können. Als sie dann mit diesem nüchternen Satz nach Hause geschickt wurden, konnten sie es nicht fassen. Ich auch nicht, als sie mir Jahre später davon erzählten.

Dabei ahnten sie längst, dass irgendetwas mit mir nicht stimmte. Es muss sie viel Kraft gekostet haben, sich gegen die Mehrheitsmeinung zu stemmen, nur um sich dann sagen zu lassen, dass sie sich geirrt hätten, dass die Tatsache, dass ich nicht so gut und vor allem nicht so zügig sprechen lernte wie andere Kinder, einfach Schüchternheit wäre. Und anfangs hatten sie das auch selbst geglaubt.

Meine Eltern haben mir gesagt, dass ich ein ziemlich unkompliziertes und genügsames Baby war. Ich glaube ihnen das gern, schließlich konnte ich von der Welt, die sich um mich herum aufbaute, nicht viel verstehen. Ich konnte schmecken, tasten, sehen und fühlen, doch hören konnte ich nur verdammt wenig.

Natürlich strapazierte ich, wie jedes andere Baby auch, meine Stimmbänder. Ich produzierte Geräusche, Vokale und alle möglichen und unmöglichen Frequenzen. Aber Worte auszusprechen, meinen Wünschen durch Sprache einen Sinn zu verleihen, das lernte ich erst mit deutlicher

Verzögerung. Meine Eltern und Verwandten erklärten sich das mit einer mir angeborenen Zurückhaltung.

»Der Junge ist halt schüchtern. Das kommt noch.« Damit war die Sache erledigt.

Heutzutage ist es fast unvorstellbar, dass so eine gravierende Hörschwäche, wie ich sie habe, fast drei Jahre lang unentdeckt bleibt. Doch Ende der 1980er-Jahre gehörte das Neugeborenen-Hörscreening noch nicht zu den Routineuntersuchungen. Erst im Jahr 2009 wurde das Screening als Kassenleistung in Deutschland aufgenommen.

Und so blieb meinen Eltern in meinen ersten Lebensjahren nichts anderes übrig, als sich zu wundern, Vermutungen anzustellen, eine (böse) Ahnung zu entwickeln und schließlich die Ärzt*innen darum zu bitten, sich meine Ohren einmal genauer anzuschauen.

Da wir in einem kleinen Dorf in Rheinland-Pfalz wohnten, gab es ringsherum keine Ärzt*innen, die sich mit Hörschwächen bei Babys ausreichend auskannten. Rückblickend erkenne ich, dass es für meine Eltern sehr belastend gewesen sein muss, gegen den Widerstand der örtlichen Ärzt*innen anzukämpfen, die ja auch dachten, ich sei einfach nur schüchtern. Nach langen Bemühungen erhielten meine Eltern dann doch eine Überweisung für mich an das Uniklinikum in Mainz.

Die Uniklinik! Da fuhr man wirklich nur hin, wenn es gar nicht anders ging und mindestens drei Dorfmediziner*innen und zwei Obermediziner*innen in der nächsten Kleinstadt mit ihrem Latein am Ende waren. Ich möchte kein negatives Bild von den damaligen Ärzt*innen in unserer ländlich geprägten Region zeichnen. Aber meine Eltern hatten, wie alle anderen Menschen auch, ihren vertrauten Umkreis, in dem sie ihre Freizeit verbrachten, einkaufen gingen und sich eben auch medizinisch versorgen ließen.

Jenseits dieses Umkreises lag entweder etwas Besonderes, wie ein Urlaub, etwas Aufwendiges, wie der Kauf eines Autos oder eines größeren Möbelstücks, oder eben etwas Bedrohliches, wie das Uniklinikum in Mainz. Zu erkennen, dass die nahe liegende medizinische Fachkompetenz nicht ausreicht, um das eigene Kind angemessen zu versorgen oder zu diagnostizieren, kann sehr furchteinflößend sein.

Zu meinem Glück ließen meine Eltern sich nicht einschüchtern und hörten auf ihre Ahnung. Sie packten mich ins Auto und fuhren mit mir nach Mainz. Ich kann mich an das alles nicht mehr erinnern, aber ich werde nie vergessen, wie meine Mutter mir Jahre später erzählte, dass man sie, meinen Vater und mich wieder wegschickte. Man hatte mich in der Klinik untersucht und offenbar nichts Ungewöhnliches feststellen können. Na, so was!

Zu diesem Zeitpunkt muss ich ungefähr drei Jahre alt gewesen sein. Ein Alter, in dem viele Kinder schon fröhlich vor sich hinplappern, Lieder singen und sich einigermaßen verständlich mitteilen können. Nur ich nicht.

Meine Eltern hatten sich das alles sicher anders vorgestellt. Ich bin ihr erstes Kind. Ein Wunschkind. Zumindest vor meiner Geburt. Zumindest in der Zeit, in der sich junge Paare ein Leben als Familie vorstellen. In der Zeit, in der sie sich ausmalen, wie ein kleines Kind mit Möhrenbrei verschmiert über den Boden krabbelt und dabei aus unerfindlichen Gründen unglaublich süß aussieht. Meine Eltern stellten sich bestimmt vor, wie es sein würde, wenn ich meine ersten Schritte wagte, größer und selbstständiger wurde und die Welt nach und nach für mich entdeckte.

Ob sie sich ein Leben mit mir sorgenfrei vorstellten? Welche Eltern sind schon frei von Sorgen? Trotzdem ist eine körperliche Behinderung nicht das Erste, woran werdende Eltern denken, wenn sie sich das Leben mit einem Kind ausmalen.

In dem französischen Film »Verstehen Sie die Béliers«, in dem die Tochter einer Bauernfamilie einwandfrei hören kann, während ihre Eltern und ihr Bruder allesamt schwerhörig sind, gesteht die Mutter in einer herzzerreißenden Szene, dass sie enttäuscht war, als sie erfuhr, dass ihre Tochter hören kann. Die Mutter hatte Angst, ihrer Tochter nie so nah zu sein, wie sie es gern wollte, weil sie die Welt unterschiedlich wahrnehmen. Der Film erzählt in einer unterhaltsamen und witzigen Art die Geschichte der Familie und kehrt dabei auf wunderbar unbekümmerte Weise die Herausforderungen von Schwerhörigen zutage, wie sie nur das französische Kino hervorbringen kann.

Doch das Leben ist keine französische Komödie und mir fällt die Vorstellung schwer, dass Eltern sich ein Kind mit einer Hörschwäche wünschen. Wir sind keine Darsteller*innen, haben keine Rollen und nutzen kein Drehbuch. Vielleicht hatten meine Eltern an einem gewissen Punkt ähnliche Ängste wie die Familie Béliers, nur eben umgekehrt.

Vielleicht hatten sie auch Angst, ich könnte in einer eigenen Welt leben, vielleicht sogar dort gefangen sein. In einer Welt, die aus der Sicht eines gesunden Menschen – oder zumindest dem, was wir darunter verstehen – gravierende Nachteile mit sich bringt.

Ich weiß nicht genau, wie es nach der Abfuhr der Uniklinik Mainz konkret weiterging. Ich weiß aber, dass meine Eltern nicht aufgegeben haben. Wahrscheinlich machten sie weiterhin auf mich aufmerksam. Vielleicht nervten sie ein paar Ärzt*innen so sehr, bis sie endlich nachgaben. Was ich weiß, ist, dass ich am 16. März 1989 erneut in der Uniklinik war und eine erste Diagnose erhielt.

KIND IST SEHR SCHÜCHTERN

Ob meine Eltern wohl traurig waren oder sich freuten, als wir wieder nach Mainz fuhren? Es war der 16. März 1989, ich war drei Jahre und neun Monate alt und hatte keine Ahnung, was auf mich zukommen würde.

In meinen Patientenakten finden sich für dieses Datum unzählige Dokumente, die darauf schließen lassen, dass ich einen ganzen Tag lang in der Klinik verbracht haben muss. Auf dem handschriftlich ausgefüllten Aufnahme-Blatt erkenne ich die Schrift meiner Mutter, die dort unsere Adresse und die Angaben zu unserer Familienversicherung eingetragen hatte. Außerdem den Beruf meines Vaters, der als Hauptversicherter genannt wurde. Danach kommt ein »Fragebogen zur Anmeldung von Patienten«, den mein Vater ausgefüllt hatte.

Hier sollten Angaben zu Hörstörung, Sprachstörung und Stimmstörung gemacht werden, jeweils mit Ergänzungen, seit wann die Störung bestand und welche Behandlungen schon erfolgt waren. Natürlich können Menschen mit einer längeren Krankheitsgeschichte und verschiedenen Behandlungen hierzu Auskunft geben. Aber mein Vater? Ganz sicher nicht. In das Feld »Hörstörung« zeichnete er ein Fragezeichen und zu den bisherigen Behandlungen schrieb er nur den Namen meines damaligen Hals-Nasen-Ohren-Arztes (HNO). Was sollte er dort auch eintragen? Schließlich waren meine Eltern mit mir in der Uniklinik, um eben darauf Antworten zu bekommen. Lag eine Hörstörung vor, und wenn ja, wie zum Teufel ließ sie sich behandeln?

Die Aufnahmen lassen den Schluss zu, dass die Hörtests nur mit einigem Widerstand meinerseits durchgeführt werden konnten. Neben den Ergebnissen findet sich der Hinweis »Kind wehrt sich« auf einer Notizseite. Dazu auch der Satz: »Ich habe versucht, mit Nikolai eigene Angaben einzuüben. Kind ist sehr schüchtern.«

Ich möchte gar nicht zählen, wie oft mein Name in den Patientenakten falsch geschrieben wurde – Nikolai statt Nicolai – und wie oft die Aussage schriftlich festgehalten ist, dass ich doch ein schüchternes Kind sei. Für so schüchtern halte ich mich heute nicht mehr und vermute, dass ich das auch damals nicht war. Ich denke, dass ich schlicht sehr unsicher war, weil ich so gut wie nichts um mich herum hörte und noch viel weniger verstand. Einen Hinweis hierauf bietet der Sprech- und Sprachbefund vom 16. März 1989. Ein Auszug:

Diagnose: SEV (Sprachentwicklungsverzögerung)

Lautebene: multiple Dyslalie (Artikulationsstörung) mit Sigmatismus (Störung der »s«-Laut-Bildung), Schetismus (Fehlbildung des Lautes »sch«), Chitismus (fehlerhafte Aussprache des Lautes »ch«), Gammazismus (Lautbildungsstörung des Lautes »g«), Kappazismus (Lautbildungsstörung des Lautes »k«)

Und »Sonstiges« – vermutlich noch irgendwelche weiteren Lautstörungen, die medizinisch auf »ismus« enden.

Dazu noch eingeschränkte Satzbaufähigkeit, eingeschränkte Mundmotorik, eine phonematische Diskriminationsschwäche und eine eingeschränkte Hörgedächtnisspanne. Die phonematische Diskriminationsschwäche – auch Phonemdifferenzierung genannt – bezeichnet etwas vereinfacht die Fähigkeit, ähnlich klingende Laute voneinander zu unterscheiden. Und auch das konnte ich offenbar nicht richtig.

Leider finde ich in meinen Akten zu diesem für meine Entwicklung sicherlich wichtigen 16. März 1989 keinen Abschlussbericht, aber man hatte in der Uniklinik anscheinend erkannt, dass ich Hilfe benötigte.

Ich weiß nicht, warum es für die Ärzt*innen so schwer war, meine hochgradige, bis an Taubheit grenzende Innenohrschwerhörigkeit zu erkennen. Vielleicht waren sie unerfahren – was bei einer Fachabteilung in einem Uniklinikum sehr bedenklich wäre. Vielleicht waren sie nicht genug sensibilisiert – was bei einer Fachabteilung in einem Uniklinikum auch sehr bedenklich wäre. Letztlich vermute ich, dass ich mich mit meinem Grad der Schwer-hörigkeit in einem Bereich befinde, der es den Ärzt*innen tatsächlich nicht leicht machte, mich zu diagnostizieren: Mein Hörschaden ist nicht so groß, dass ich taub wäre, und gerade gering genug, dass ich ab und zu ein paar Worte aufschnappe. Zumal meine Eltern immer schon lauter geredet haben und sich viele Menschen gerade bei Babys sehr nah über den Kinderwagen oder die Babyschale beugen.

Vermutlich hätten gut geschulte Logopäd*innen viel früher herausgefunden, dass ich eine Hörschwäche habe, als das Fachpersonal in der Uniklinik.

Doch im Uniklinikum wurde ich nun endlich ernst genommen. So ernst, dass ich vom 7. bis zum 15. August 1989 stationär aufgenommen wurde.

TRÄNEN, TESTS UND DIAGNOSEN

Als ich meine Patientenakten über drei Jahrzehnte später zum ersten Mal durchschaute, fiel mir eine Bemerkung sofort ins Auge: »Wird am Wochenende geholt, auch unter der Woche kommt Besuch.«

Beim Lesen des Satzes erinnerte ich mich urplötzlich an diesen Sommer im Jahr 1989, als ich mit gerade einmal vier Jahren ganz alleine in der Uniklinik bleiben musste.

Auf einmal stand mir wieder dieser große Krankenhausaufzug vor Augen, mit dem mich meine Eltern zu der Station brachten, auf der ich untergebracht war, und neben dem sie sich von mir verabschiedeten. Ich blieb auf dem Gang zurück und heulte Rotz und Wasser.

Ich erinnerte mich wieder an den Krankenhausalltag, die schallgedämmten kleinen Räume, in denen ich allerhand Tests über mich ergehen lassen musste, die Kantine, die Betreuerinnen, die kleinen Betten und diese unfassbar vielen und dicken Tränen, die ich irgendwann nicht einmal mehr wegwischte und die nur langsam auf meiner Haut trockneten.

Ich weiß noch, dass das Essen in der Uniklinik an einem Tag ganz fürchterlich schmeckte. Es gab zum Mittagessen einen extrem leckeren Saft, den eine Betreuerin in einen bunten Becher schenkte. Leider gab es zu diesem Saft Spinat mit Kartoffeln als Hauptgericht. Die Kartoffeln waren ja noch irgendwie in Ordnung, aber den Spinat mochte ich nicht. Ich weiß noch, dass ich mehrmals nach dem bunten Becher griff und den Saft zügig austrank. Ich gab der Betreuerin zu verstehen, dass ich noch mehr Saft haben wollte. Für mich als Vierjährigen war sie ganz sicher die beste Freundin des Teufels, oder vielleicht sogar der Teufel selbst, denn sie wollte mir den Saft nur geben, wenn ich meinen Spinat aufaß. Den Spinat rührte ich trotzdem nicht an. Leider nützte mir das nichts, denn auch die beste Freundin des Teufels blieb ihrer Linie treu. Ich war am Ende sehr unzufrieden, weil ich keinen Saft mehr bekam. Aber sie war sicherlich auch unzufrieden, weil es ihr nicht gelungen war, mir den Spinat mit ihrer zuckersüßen Erpressung schmackhaft zu machen. Schon seltsam, woran sich Kinder erinnern. Eigenartigerweise findet sich in meinen Patientenakten der Hinweis »Kind ißt alleine, ißt gut«. Die Episode mit dem Spinat wird leider nicht. erwähnt.

Dafür erzählen mir die Akten viele andere spannende Dinge. Zum Beispiel, dass ich nachts noch eine Windel brauchte und nur tagsüber trocken war, dass ich mich zwar alleine anziehen konnte, es aber nicht tat. Bei »Verhaltensauffälligkeiten« steht abermals der Hinweis »eher schüchtern« und die Stärke der Hörstörung wurde damals noch mit »leicht« angegeben.

Für den 14. August 1989 ist in meinen Akten vermerkt: »Wird wahrscheinlich morgen entlassen. Mutter hat Frau XY ziemlich unter Druck gesetzt. Ist noch nicht mit Dr. XYZ abgesprochen.«

Der Eintrag vom 15. August 1989 lautet schlicht: »Entlassung«. Und davor? Tränen, Tests und Diagnosen.

Ich weiß gar nicht, welche Tests das alles waren, die mit mir gemacht wurden. In meinen Patientenakten finde ich Resultate von Bluttests, Sehtests, Röntgen, EKG, diversen Hörtests, Sprachtests und einem IQ-Test. Vielleicht hatte bereits der Aufnahmebefund dazu beigetragen, mich einmal besonders gründlich zu untersuchen, denn wirklich positiv sind die Notizen nicht. In den Akten steht zum Beispiel: »Kind spielt alleine mit Auto und spricht mit sich selbst. Sprache ist unverständlich, ist sehr mit sich selbst beschäftigt.« Und: »Kind reagiert auf Ansprache schlecht. Das ist der Mutter schon lange aufgefallen.«

Na, meine Güte! Deswegen waren meine Eltern doch zuletzt im März 1989 in Mainz und genau deswegen wurde ich stationär aufgenommen. Die Patientenakten lesen sich teilweise so, als würde man sich immer noch fragen, was ich in der Uniklinik überhaupt verloren hätte.

Die Sprech- und Sprachtests vom März 1989 wurden im August noch einmal wiederholt, wenig überraschend gab es keine abweichende Diagnose. Die Sprachentwicklungsverzögerung war natürlich immer noch vorhanden. Hier eine Vorstellung davon, was ich damals von mir gab:

»Eben war ich bei den Chettel abgeben / war noch ein Kind mit / die kucke, kein Auto komme, die Straße geh / Sebakian / da spiel ich gann mit / der spielt immer mit Lego / n'Auto, n'siff / piel in Chand und Chaukel«

Die Mitschrift stammt vom 10. August 1989 und fand sich unter der Überschrift »Spontansprache«. Ganz ehrlich: Das können vierjährige Kinder in der Regel deutlich besser. Für mich rätselhaft ist, dass bei der Diagnose immer der Zusatz verwendet wird, dass die Sprachstörung nur teilweise audiogen bedingt sei, also nur zum Teil durch meine Hörschwäche erklärt werden kann. Leider ist nirgendwo vermerkt, worauf der andere Teil zurückzuführen sein soll.

Ein bisschen überraschend finde ich auch, dass ich einen IQ-Test absolvieren musste. Bis heute weiß ich nicht, was Schwerhörigkeit mit Intelligenz zu tun haben soll. Vermutlich ging es aber darum, zu erkennen, ob ich einen besonderen Förderbedarf hatte, der über meine Hörschwäche hinausging. Anscheinend habe ich bei diesem IQ-Test zufriedenstellend abgeschnitten, aber mit Kleinkindern kann man einen solchen Test ohnehin nur spielerisch durchführen. Und doch bleibt für mich die Frage, was bei einem schlechten Ergebnis die nächsten Schritte gewesen wären. Wollte man neben meiner körperlichen Behinderung mit diesem IQ-Test Anzeichen für sonstige geistige Einschränkungen finden? Ich weiß es nicht. Während ich diese Zeilen schreibe, bin ich immer fassungsloser darüber, dass ich diesen IQ-Test damals absolvieren musste. Wahrscheinlich wird es so gewesen sein, dass der Test nur einen kleinen Mosaikstein in dem Gesamtbild, das einmal meine Diagnose werden würde, abbilden sollte.

Dennoch muss die Frage erlaubt sein, warum ausgerechnet dieses Mosaiksteinchen mitbetrachtet wurde. Das unruhige Gefühl, dass genau an dieser Stelle bei einem schlechten Ergebnis im IQ-Test mein Leben in eine andere Richtung hätte verlaufen können, kann ich nur schwer abstellen. Vielleicht war das Ende der 1980er-Jahre aber auch einfach so und diese Tests gehörten dazu.

MEINE ERSTEN HÖRGERÄTE

Als Ergebnis der stationären Behandlung, die sich wie eine Ewigkeit anfühlte, bekam ich meine ersten Hörgeräte. Ich war diagnostiziert, hatte Test um Test über mich ergehen lassen, wurde für die Ärzt*innen greifbarer und transparenter und konnte mit ein klein wenig immens teurer Technik ausgestattet werden. Es waren Siemens EOS 304 PP-AGC-I-Hörgeräte und sie waren ziemlich groß. Es handelte sich um HdOs, also Hörgeräte, die hinter dem Ohr getragen werden. Solche brauche ich auch heute noch. Die kleinen und eleganten Knöpfe, die fast im Gehörgang verschwinden, sind trotz des großen technischen Fortschritts immer noch nicht stark genug, um mich mit ausreichend Hörleistung zu versorgen. Für Kinder kommen sie aber auch bei geringeren Hörschäden nicht infrage, da das Ohr noch nicht ausgewachsen ist und eine an dem Wachstum des Kindes ausgerichtete Neubeschaffung von Hörgeräten viel zu teuer wäre.

Also hatte ich zwei HdOs, da bei mir beide Ohren mehr oder weniger gleichermaßen miserabel funktionierten. Es waren eben diese Teile, die auf dem Ohr aufliegen und von denen ein dünner Schlauch zu dem Ohrpassstück führt, das den Gehörgang vollständig verschließt. Nein, cool waren die wirklich nicht. Schon gar nicht Ende der 1980er-Jahre, als Technikdesign noch weit davon entfernt war, elegant und schlicht auszusehen. Die Hörgeräte hatten ein fürchterliches hellbraunes Gehäuse und wirkten wie klobige Backsteine, obwohl sie abgerundet hinter meinem

Ohr auflagen. Dieses Kunststück musste man erst einmal vollbringen!

Mir machte das damals natürlich überhaupt nichts aus. Immerhin konnte ich jetzt meine Umgebung vollständig wahrnehmen. Es war ein bisschen so, als wäre ich vorher auf einem Fahrrad unterwegs gewesen, bei dem die Bremsbacken an den Reifen schleifen. Man kommt zwar voran, aber es nervt. Jetzt nervte nichts mehr.

Leider war ich mit meinen vier Jahren noch zu ungeschickt darin, mir die Hörgeräte selbst anzuziehen. Diese großen Dinger, an denen das Ohrpassstück an einem Schlauch herunterwabbelt, wollten sich nicht so recht um mein Ohr legen, obwohl sie maßgefertigt waren und perfekt passten. Meine Hörgeräte waren eher auf Lego-Fähigkeiten ausgerichtet, meine Fingerfertigkeit war jedoch gerade erst auf Duplo-Niveau angekommen. Ich erinnere mich sehr genau daran, dass ich eine Zeit lang jeden Morgen nach dem Aufstehen zu meinem Vater lief, damit er mir die Hörgeräte anlegte. Mein Vater setzte mich dann zu sich auf den Schoß und drückte mit seinen riesigen Händen das Ohrpassstück in mein kleines Kinderohr. Es fühlte sich nie unangenehm an. Etwas kühl im Ohr vielleicht, aber auch das war in Ordnung. Das Anlegen ist keine große Sache und dauert auch nur ein paar Sekunden, aber erst danach war ich bereit für den Start in den Tag.

Schwierigkeiten hatte ich nach wie vor mit dem Erlernen der Sprache. Doch nun, da meine Eltern nicht länger für Akzeptanz werben mussten, dass bei mir »etwas nicht stimmte«, schien auch die Hilfe wesentlich einfacher verfügbar zu sein. Ein paar Dörfer weiter gab es einen Logopäden, bei dem ich in Behandlung kam. Ich weiß nicht, ob der Logopäde ausschließlich Kinder behandelte, aber ich erinnere mich daran, dass in seinem Behandlungszimmer mehr Spielzeug herumlag, als ich jemals zuvor gesehen hatte. Ich ging gern zu dem hageren, bärtigen Mann, stapelte Bauklötze oder fuhr mit den Matchbox-Autos über den Autoteppich. Ich glaube nicht, dass ich dabei die Verkehrsregeln einhielt.

Nebenbei musste ich Übungen absolvieren. Ich sprach Sätze nach oder nannte ihm das korrekte Wort zu einem Bild, das er mir vor die Nase hielt. Ich hatte sowohl beim Sprechen als auch beim Verstehen Schwierigkeiten, ähnlich klingende Laute auseinanderzuhalten. Natürlich gibt es zwischen »Netz« und »Nest« inhaltlich große Unterschiede, aber für einen kleinen Jungen, der sich wenig auf inhaltliche Zusammenhänge stützen kann, weil er noch kein ausreichendes Satzgedächtnis hat, liegen »Netz« und »Nest« erstaunlich nah beieinander. Bis heute bin ich mir nicht sicher, ob ich den Unterschied zwischen meinen persönlichen Problemwörtern tatsächlich heraushöre, oder ob ich ihn mir schlicht aus dem inhaltlichen Zusammenhang herleite.

Mittlerweile war ich etwas mehr als vier Jahre alt. Vier Jahre meiner frühkindlichen Entwicklung, in denen ich nur sehr wenig gehört hatte. Wenn ich daran denke, wie viel Wert heute zu Recht auf die Entwicklung von Kindern in den ersten Lebensjahren gelegt wird, dann stelle ich mir schon die Frage, was ich alles verpasst habe, oder ob sich mein Gehirn anders entwickelt hätte, wenn ich von Anfang an hätte hören können. Wer weiß, welche Synapsen sich nur deshalb im Gehirn nicht verbunden haben, weil ich nicht hören konnte. Oder – was ich auch spannend finde – welche Synapsen sich gerade wegen der Hörschwäche auf eine bestimmte Art und Weise verbunden haben, die es mit einem guten Gehör in den ersten vier Lebensjahren nicht gegeben hätte.

Vermutlich haben all diese Dinge, die man als Baby oder als Kleinkind erfährt, einen großen Einfluss auf die persönliche Entwicklung. Ich habe ein derart ausgeprägtes visuelles Gedächtnis, dass ich mich darüber selbst manchmal wundere. Auf visuelle Reize reagiere ich sehr stark, lerne anhand von Schaubildern und erkläre auch in meinem Beruf sehr gern komplexe Sachzusammenhänge in Grafiken. Vielleicht war meine ausgeprägte visuelle Art zu denken und zu verstehen auch während meines VWL-Studiums hilfreich. Ein Studium, das neben ausreichend mathematischem Krimskrams auch eine ordentliche Menge an Diagrammen, Schaubildern und Grafiken bereithält. Ich versuche hierin das Gute zu sehen, wenngleich ich mir meiner Schwächen durchaus bewusst bin.

Zu diesen Schwächen gehört, dass ich keinen besonders guten Zugang zu Musik habe. Ich bin wenig musikalisch veranlagt, kann mir keine Melodien merken, habe kaum Taktgefühl und singe so schief, dass sich jeder Notenschlüssel vor Scham zusammenkräuselt. Es ist sogar schon vorgekommen, dass ich die Melodie von »Happy Birthday« vor mich hin gesummt habe und mich jemand im Vorbeigehen gefragt hat, was das denn für ein Lied sei. Natürlich gibt es unzählige unmusikalische Menschen mit einem hervorragenden visuellen Gedächtnis, die keine schwere Hörschwäche haben. Weder habe ich den Zusammenhang bei mir einmal untersuchen lassen, noch habe ich hierzu wissenschaftliche Studien gelesen. Ich vermute aber, dass sich eine Verbindung herstellen lässt. Mein auditives Gedächtnis scheint deutlich schlechter zu sein als das vieler meiner Mitmenschen. Mein visuelles

Gedächtnis ist dagegen – bei aller Bescheidenheit – wirklich hervorragend. Es ist, als hätte mein Gehirn in den ersten Jahren ohne den Einsatz meiner Hörgeräte nur die Synapsen miteinander verknotet, die für visuelles Denken verantwortlich sind. Ich kann ohne Schwierigkeiten ein grün-violett kariertes Kamel mit fünf Höckern, das einen Schokoladenbrunnen auf dem Kopf balanciert, in den ein darüber rückwärts fliegendes Einhorn regenbogenfarbene Erdbeerstückchen tunkt, bildlich vor mir sehen. Aber niemals könnte ich »Alle meine Entchen« fehlerfrei singen.

Mein Leben ging weiter voran. Über die Jahre zwischen meinen ersten Hörgeräten und meiner Einschulung weiß ich gar nicht mehr so viel. Ich weiß, dass ich in dem Dorf, in dem ich aufwuchs, Freund*innen fand. Ich weiß, dass ich mich mit ihnen gut verstand, dass ich keine Einschränkungen hatte, wenn ich mit ihnen spielte, und Einschränkungen sowieso nicht akzeptiert hätte. Von Anfang an setzte ich die Hörgeräte direkt nach dem Aufstehen am Morgen ein. Erst in der Minute, in der ich mich schlafen legte, zog ich sie aus. Niemals vorher. Mein Leben spielte sich dann ab, wenn ich wach war, wenn ich sehen und vor allem hören konnte. Ich wäre nicht im Traum auf die Idee gekommen, meine Hörgeräte tagsüber ohne Grund auszuziehen und darauf zu verzichten, einen wichtigen Teil meiner Umgebung wahrzunehmen.

Ich gebe zu, dass ich vielleicht auch Angst hatte, etwas zu verpassen, wenn ich meine Hörgeräte nicht trug. Bis heute fühle ich mich verletzlich, wenn ich auf mein Gehör weitestgehend verzichten muss. Im Gegensatz zu früher habe ich zwar mittlerweile nach einem anstrengenden Arbeitstag mit allerlei Geschnatter ab und zu das Bedürfnis, mir die Geräte von den Ohren zu reißen und in eine angenehme und friedliche Stille einzutauchen, aber ich würde das niemals tun, wenn andere Menschen um mich herum sind. Als Kind hatte ich dieses Bedürfnis gar nicht. Viel lieber wollte ich meine Umgebung entdecken, draußen mit meinen Freund*innen herumtoben, lachen, weinen, streiten und mich wieder mit ihnen vertragen. Eine ganz normale Kindheit eben.

STILLE POST

Natürlich gab es auch immer wieder Situationen, in denen die Normalität beiseitegeschoben wurde. So gut ich mich mit meinen Freund*innen auch verstand, so wenig mochte ich es, auf Kindergeburtstage eingeladen zu werden. Klar, diese Geburtstage auf dem Land Ende der 1980er- und Anfang der 1990er-Jahre, bei denen draußen Schnitzeljagden veranstaltet wurden oder die Eltern eine Kegelbahn angemietet hatten, waren richtig toll.

Weniger toll waren die Geburtstage, bei denen »Stille Post« oder »Topfschlagen« gespielt wurde. Ich war sportlich und einigermaßen aufgeweckt, konnte rennen, springen, klettern und einzelne Kegel mit einem mehr oder weniger gekonnten Schwung von der Bahn stoßen. Doch trotz meiner Hörgeräte war ich eine Niete bei »Stille Post« und »Topfschlagen«. Einige Jahre lang waren diese Spiele ziemlich beliebt, zumindest dort, wo ich aufgewachsen bin. Für die Eltern, die ja die Kindergeburtstage planten, waren sie immer eine gute Wahl, weil sie wenig Aufwand und keine Kosten mit sich brachten.

Für mich waren sie grausam. Besonders »Stille Post« mochte ich nicht. Bei dem Spiel sitzen die Kinder in einem Kreis, ein Kind denkt sich einen Satz aus und flüstert diesen einem Nachbarkind ins Ohr. Das Nachbarkind wiederum muss den Satz dem Kind neben sich ins Ohr flüstern und so weiter. Das Kind, dem der Satz als letztes zugeflüstert wird, spricht ihn laut aus. Lustig wird das Spiel dadurch, dass der Satz am Ende häufig ganz anders lautet als der

Satz, den sich das erste Kind ausgedacht hat. Nun könnte man annehmen, dass das Spiel mit einem hörgeschädigten Kind besonders lustig ist. Immerhin war ich ein Garant dafür, dass der Schlusssatz sehr stark von dem ursprünglichen Satz abwich.

Leider ist das nicht der Fall. Die Kinder haben eine gewisse Motivation, den Satz möglichst korrekt bis zum letzten Kind weiterzuflüstern. Weicht das Resultat am Ende ein wenig von dem ursprünglichen Satz ab oder kommt etwas Urkomisches dabei heraus, ist das Spiel gelungen und alle können über das Ergebnis lachen. Weicht der Satz allerdings zu stark von dem anfangs ausgedachten Satz ab, verliert das Spiel seinen Reiz. Und ja, mit mir verlor es immer seinen Reiz.

Diejenigen, die mir den Satz zuflüsterten, mussten das so laut tun, dass ihn fast jede und jeder hören konnte. Die Kinder verstanden natürlich auch nicht, dass sie mir nicht ins Ohr, sondern auf das Ohr flüstern mussten, denn dort saß das Hörgerät und genau dort befand sich das Mikrofon. Durch meine mit dem Ohrpassstück verschlossene Ohrmuschel konnte ich schließlich nichts hören. Dadurch, dass ich den Kindern mein Ohr zuwenden musste, konnte ich den Sinn des Satzes noch nicht einmal aus den Lippenbewegungen erahnen. Kurz: Ich war diesem Spiel hilflos ausgeliefert.

Bis heute kann ich meine innere Erleichterung nachempfinden, wenn ich mir sicher war, einen Satz einigermaßen korrekt verstanden zu haben. Vielleicht hätte ich etwas sagen, vielleicht hätte ich meinen Eltern oder den Eltern der Geburtstagskinder einen Hinweis geben müssen.

Ich tat es nicht. Vielleicht klingt es an dieser Stelle wie eine Ausrede, aber ich war ja selbst noch ein Kind. Eines, das einfach nur dazugehören und nicht bei einer Geburtstagsfeier als Außenseiter am Rand stehen wollte. Die Eltern der anderen Kinder behandelten mich – zumindest meiner Erinnerung nach – genau so, wie sie ihre eigenen Kinder behandelten. An eine Sonderbehandlung, man könnte es auch einen »Ausgleich von Nachteilen« nennen, dachte niemand.

DAS KIND GEHÖRT
NICHT HIERHIN

Ich saß im Büro des Schulmediziners. Er war ein netter älterer Herr, der offensichtlich keine Probleme damit hatte, dass ich Hörgeräte trug. Ich erinnere mich noch daran, dass die Untersuchung des Schulmediziners für meine Eltern und mich sehr wichtig war. Ich spürte die Anspannung und den Druck und ich wusste, dass es auch an mir lag, ob ich die Freigabe für die Einschulung erhalten würde oder eben nicht.

Nachdem mich der Schulmediziner untersucht hatte und außer meiner Hörschwäche keine weiteren Einschränkungen feststellen konnte, bescheinigte er mir, dass ich eingeschult werden durfte.

Als sogenanntes Kann-Kind konnte ich entweder mit sechs oder mit sieben Jahren vom Kindergarten auf die Grundschule wechseln. Die Entscheidung überließ der nette ältere Herr meinen Eltern. Das Urteil des Schulmediziners war auch deshalb so wichtig, weil die Lehrer*innen der kleinen Grundschule von der Nachricht, dass sie mich unterrichten sollten, nicht sonderlich begeistert waren.

Besonders der Schulleiter vertrat die Meinung, dass ich keine normale Schule, sondern eine Sonderschule besuchen sollte. Mit Hörgeräten passte ich nach seiner Auffassung nicht in seine Grundschule. Leider hatte ich die Diskussionen, die der Schulleiter meinetwegen mit meinen Eltern führte, mitbekommen. Es war nicht so, dass meine Eltern mich unbedingt daran teilhaben lassen wollten, aber ich war bei einigen dieser Gespräche dabei. Das ergab sich schon alleine daraus, dass der Schulleiter und andere Lehrer*innen sich ein Bild von mir machen wollten. Schon seltsam, dass die Vorbehalte und die Ablehnung am Anfang immer so groß sind. Die positive Meinung des Schulmediziners rückte in diesem Moment in den Hintergrund.

Und wie da in meiner Anwesenheit über mich geredet und beraten wurde! Ziemlich unverblümt und teilweise sehr emotional. Was wohl mit mir passieren sollte? Ob ich dem Unterrichtsstoff würde folgen können? Was, wenn ich die anderen Kinder und die Lehrer*innen nicht verstehen würde? Außerdem könne man sich um mich auch nicht intensiver kümmern als um andere Kinder. Herrje! Was, wenn den anderen Kindern durch meine Teilhabe am Unterricht Nachteile entstünden, weil ich womöglich so langsam lernte, dass ich die ganze Klasse ausbremste? Als ob ich das nicht mitbekommen hätte! Ich, der sechsjährige Problemfall, über den man reden muss.

Meine Eltern kämpften jedoch weiterhin dafür, mich auf eine normale Schule zu schicken. Natürlich heißt eine normale Schule nicht »normale Schule«, sondern Regelschule, und eine Sonderschule nennt sich auch nicht »Sonderschule«, sondern Förderschule. Aber Anfang der 90er-Jahre bei uns auf dem Dorf nannten das alle so. Und eine Sonderschule besuchten damals nur Kinder, die eine geistige Behinderung hatten. Ich war aber geistig fit und körperlich kaum eingeschränkt. Also durfte ich – nachdem ich zunächst abgelehnt worden war – die normale örtliche Grundschule besuchen. Meine Eltern entschieden sich zwar dafür, dass ich noch ein Jahr länger den Kindergarten besuchen und erst mit sieben Jahren eingeschult werden sollte, aber dann konnte es endlich losgehen.

Nach heutigen Maßstäben wäre ich wohl unter die Definition von Inklusion gefallen. Heute hätte meine Grundschule wohl einen kurzen Artikel in der Lokalzeitung erhalten, mit mir als Posterboy. »Grundschule ist Musterbeispiel für Inklusion« oder so etwas würde dann dort stehen.

Damals gab es den Begriff »Inklusion« so noch nicht. Und wenn, dann hatte in meinem kleinen Dorf noch nie jemand diesen Begriff benutzt. Es gab auch keinen Zeitungsartikel oder sonstiges Tamtam. Ich besuchte einfach die normale Grundschule und damit basta.

Für meine Eltern, die bis zu meiner Einschulung schon mehrfach gegen Widerstände gekämpft hatten, war meine Aufnahme an der Regelschule vielleicht wie die Startplatzvergabe bei einem Formel-1-Rennen. Wer startet aus der ersten Reihe? Wer aus dem Mittelfeld? Und wer von ganz hinten, ohne viel Aussicht, sich im Rennen und in unserer Gesellschaft nach vorne zu kämpfen? Wer wird sogar abgehängt?

Selbstverständlich ist genug Bildung für alle da. Auch genug Arbeit und genug Geld – zumindest hoffe ich das. Aber wahr ist auch, dass es in unserer Gesellschaft ein »Oben«, eine »Mitte« und ein »Unten« gibt. Wie auch immer man das abgrenzt. Es gibt einige, die schon von Geburt an ganz oben stehen. Die, die schon wohlhabend auf die Welt kommen und aufgrund ihrer familiären Herkunft mit allen materiellen Ressourcen und Kontakten ausgestattet sind, um zumindest oberflächlich ein angenehmes Leben führen zu können.

Zu Beginn der 1990er-Jahre, als ich eingeschult werden sollte, gab es nach meiner Erinnerung in Deutschland noch eine sehr breite Mittelschicht, die ich heute in diesem Umfang nicht mehr erkennen kann. Doch das ist eine subjektive Bewertung und ich möchte hier kein Früher-war-alles-besser-Bild zeichnen. Das war es nämlich keineswegs. Abstiegsängste gab es damals ebenso wie heute. Auch deshalb war es meinen Eltern vermutlich so wichtig, dass ich eine Regelschule besuchte. Vielleicht hatte ich bei der Startplatzvergabe des Lebens wegen meiner Hörgeräte ohnehin schon einen Platz in der hinteren Reihe zugeteilt bekommen. Eben einen Rückstand, noch bevor das Rennen überhaupt richtig losging. Ich sollte die örtliche Grundschule besuchen, um nicht noch weiter hinten zu starten, als ich es ohnehin schon tat.

Damit Sie mich nicht falsch verstehen: Förderschulen sind natürlich äußerst sinnvoll. Sie tragen wesentlich dazu bei, dass auch Kinder, die in ihren Entwicklungs- und Lernmöglichkeiten stark eingeschränkt sind, von Bildung profitieren und dadurch am Leben in unserer Gesellschaft teilhaben können. Genau so sollte es auch sein. Die Erzählung meiner Geschichte dient nicht dem Zweck, Förderschulen zu verteufeln. Vielmehr geht es mir darum aufzuzeigen, dass es zur Zeit meiner Einschulung besonders für meine damaligen Lehrer*innen nicht einfach war, meine Hörschwäche einzuschätzen. Ihr Unwissen führte zu Ablehnung. Immerhin lag bei mir eine Sinnesbehinderung vor und natürlich stellten sich die Lehrer*innen damals die Frage, ob diese Behinderung nicht auch einen besonderen Förderbedarf mit sich brachte. Dass mich meine Eltern – die mich ja besser kannten als die Lehrer*innen – unbedingt auf eine

Regelschule schicken wollten, ist aber mindestens ebenso verständlich. Und menschlich ist es auch.

Ich erinnere mich noch daran, dass sich alle Kinder, alle Eltern und alle Lehrer*innen am Tag der Einschulung in unserem Klassenraum versammelt hatten. Wir Kinder saßen, die Schultüten stolz neben uns abgestellt, auf den kargen Holzstühlen und schauten gebannt in Richtung der Lehrkräfte. Der Schulleiter ließ seinen Blick prüfend durch den Raum gleiten und erzählte dann ebenso stolz, dass die Schule allen Kindern eine Lesefibel spendierte. Während er begann, die Fibeln auszuteilen, meldete ich mich fleißig, durfte sprechen und berichtete dem ganzen Raum, dass ich schon eine Bibel hätte.

Die vielsagenden Blicke des Schulleiters und der Eltern ließen mich augenblicklich spüren, dass ich etwas nicht richtig verstanden hatte. Kurz vor meiner Einschulung hatte ich von meiner Oma eine Bibel geschenkt bekommen. Eine für Kinder, mit vielen Bildern, aber auch ebenso viel Text. Mir war es nicht gelungen, die Wörter »Fibel« und »Bibel« auseinanderzuhalten, und was eine Lesefibel war, wusste ich auch nicht. Ich hatte mich und sicher auch meine Eltern blamiert. Und das nach all den schwierigen Diskussionen um meine Einschulung, am allerersten Schultag, in der allerersten Stunde vor wirklich allen Menschen, die irgendeinen Bezug zu dieser Einschulung hatten. Dumm gelaufen.

SCHULSTART

Doch es wurde besser. Viel besser. Obwohl ich 1992 eingeschult wurde, wurden in meiner Grundschule noch bis 1996 die Jahrgänge eins und zwei sowie die Jahrgänge drei und vier in einem Klassenraum unterrichtet. Wenn ich heute von meiner Grundschulzeit erzähle, können sich viele gar nicht vorstellen, wie so etwas funktionierte. Es war auch nicht so, wie es heute teilweise praktiziert wird. Mit mehreren Lehrkräften in einem Klassenraum und individueller Ansprache einzelner Kinder. Bei uns war es völlig normal, dass eine Lehrkraft gleichzeitig die erste und zweite Klasse in einem Raum unterrichtete, während sich eine andere Lehrkraft der dritten und vierten Klasse im anderen Raum annahm.

Was heute wie aus der Zeit gefallen wirkt, war für mich eine große Chance, auch wenn ich sie damals nicht bewusst wahrnahm. Aber ich habe nicht vergessen, dass der Schulleiter – der uns auch unterrichtete – nach und nach Respekt für mich entwickelte und anfing, mich besonders zu fördern. Das mag auch daran gelegen haben, dass ich ein ordentlicher und aufmerksamer Schüler war, aber ausschlaggebend war sicherlich, dass ich schon früh anfing, den Kindern aus der zweiten Klasse die Aufgabenzettel abzunehmen, um sie selbst zu lösen. Natürlich hatte ich als Kann-Kind den Vorteil, dass ich vom Alter her ohnehin zwischen den beiden Jahrgangsstufen steckte – doch nur, weil ich ein paar Monate älter war als meine Mitschüler*innen und ein wenig jünger als die Kinder aus der zweiten Klasse, hatte ich nicht mehr Vorwissen im Rechnen, Lesen oder in Sachkunde. Ganz im Gegenteil: Durch meine Sprachentwicklungsverzögerung hatte ich genau genommen sogar einen ziemlichen Nachteil, aber das Tempo, mit dem ich neue Informationen regelrecht aufsaugte und sofort anwenden wollte, imponierte meinem Schulleiter anscheinend.

Natürlich fällt es mir heute leicht, meine Grundschulzeit als eine Phase anzusehen, in der es mir durch Wissensdurst und ein bisschen Ehrgeiz gelang, den Schulleiter und die anderen Lehrer*innen von mir zu überzeugen. Ich hatte aber großes Glück. Glück, dass meine Eltern immer zur richtigen Zeit die richtigen Kämpfe austrugen, Glück, dass ich anscheinend mit ein wenig Grundintelligenz ausgestattet bin, und Glück, dass ich diese Anlage auch ausleben durfte. Das Zusammenspiel all dieser Komponenten, die es mir erst ermöglichten, mich schon damals durchzusetzen, macht mich trotz meiner Hörschwäche zu einem höchst privilegierten Menschen.

In unserer Gesellschaft sollte es aber zu keinem Zeitpunkt so sein, dass der Lebensweg eines einzelnen Menschen davon abhängt, ob er so viel Glück hat wie ich. Dabei ist es egal, ob es sich um Menschen mit einer Behinderung handelt oder um Menschen, die aufgrund ihrer Herkunft, ihres Geschlechts, ihrer Geschlechtsidentität, ihrer sexuellen Orientierung oder der Berufe ihrer Eltern benachteiligt werden. Warum sollten diese Menschen einen Startplatz in den hinteren Reihen unserer Gesellschaft einnehmen? Warum sollten sie sich Respekt erst verdienen müssen, während er allen anderen unverdient in die Wiege gelegt wird? Und warum sollten diese Menschen mehr leisten müssen als der Durchschnitt aller anderen Menschen, nur um dann bestenfalls als durchschnittlich akzeptiert zu werden? Ganz genau: Sie sollten es nicht.

Bis heute weiß ich nicht, ob meinem damaligen Schulleiter bewusst ist, welchen Einfluss er hatte und wie knapp sich meine Eltern nur durchsetzen konnten, mich auf eine Regelschule zu schicken. Nur, um das hier noch einmal klarzustellen: Wenn ich die Regelschule von der Förderschule so klar abgrenze, dann tue ich das nicht, weil ich ein Gegner von Förderschulen bin. Ich bin froh über jedwede Institution, die es Menschen ermöglicht, ihr Potenzial auszuschöpfen und an unserer Gesellschaft teilzuhaben. Förderschulen leisten hierzu einen besonders wertvollen Beitrag.

Nichtsdestotrotz hätte ich es vermutlich bedauert, eine Förderung zu erhalten, die ich nicht brauchte, und im Gegenzug mein eigenes Potenzial nicht in dem Umfang ausschöpfen zu können, wie es mir eine Regelschule ermöglichte.

Meine Eltern sind keine Besserwisser mit hochakademischen Berufen. Sie gehören zu den Menschen, die ihre Arbeitsstellen nicht wechseln und ihre Berufe mit erstaunlicher Konstanz und gebotenem Pflichtbewusstsein ausüben, sich um korrektes Verhalten bemühen, Gesetze und Regeln beachten und auf Autoritäten hören. Diese Beschreibung mag etwas spröde oder langweilig klingen, aber sie soll verdeutlichen, dass jeder Dorfdoktor, jede Ärztin eines Uniklinikums, jede Lehrkraft und erst recht dieser eine Schulleiter meinen Lebensweg entscheidend hätte verändern können. Ich will die Einschätzung von Expert*innen gar nicht schlechtreden und die Meinung von Eltern darüberstellen. Aber hätten in meinen ersten sieben Jahren die Menschen über mich entscheiden können, die über besonderes Fachwissen verfügen, wäre mein Lebensweg vollkommen anders verlaufen. Insofern bin ich froh, dass meine Eltern damals über sich hinausgewachsen sind und gegen die Widerstände angekämpft haben.

Über meine Grundschulzeit weiß ich ansonsten nicht sehr viel. Das Leben auf dem Dorf ging seinen gewohnten Gang. Ich spielte mit meinen Freund*innen die meiste Zeit draußen, wir streiften durch die umliegenden Wälder, bauten Baumhäuser oder rasten auf unseren Fahrrädern durch die Straßen unseres Dorfes. Da ich – wenn ich nicht gerade irgendwo Stille Post spielen musste – keine auffälligen Einschränkungen hatte, fiel ich gar nicht weiter auf. Ich war wie alle Jungen im Dorf und hatte auch genauso viel Unsinn im Kopf. Vielleicht war es ein Vorteil, auf dem Land in einem kleinen Dorf aufzuwachsen. Nach all den Kämpfen, die ausgefochten werden mussten, war das Leben auf dem Dorf doch eine kleine Blase, die mir nicht geschadet hat. Nachdem jede und jeder mich mit meinen Hörgeräten kannte und gemerkt hatte, dass ich eigentlich »ein ganz normaler Junge« war, scherte sich auch niemand mehr darum. Niemandem kam es in den Sinn, mich zurückzuweisen oder mich mit Samthandschuhen anzufassen. Man ging einfach völlig normal mit mir um und genau das wollte ich auch.

Ich wohne schon lange nicht mehr bei meinen Eltern, und zu meinem damaligen Schulleiter hatte ich seit dem Abschluss der vierten Klasse keinen Kontakt mehr. Meine Mutter erzählte mir aber, dass er vor wenigen Monaten spontan vor ihrer Haustür stand und sich nach mir erkundigte. Warum er das tat, weiß ich nicht. Ich würde aber gern glauben, dass er seine damals geäußerten

Bedenken als Fehler eingesehen hat und sichergehen wollte, dass es mir heute gut geht.

DIE ORIENTIERUNGSSTUFE

Nach der vierten Klasse bekam ich eine Empfehlung für das Gymnasium. Vor allem für meine Mutter kam das anscheinend überraschend. Nachdem man mich vor gar nicht allzu langer Zeit auf eine Förderschule schicken wollte, hatte ich nun das Ticket in der Hand, um das Gymnasium zu besuchen. Dieses Mal war es der Schulleiter, der meine Eltern überzeugen musste. Wer eine Empfehlung für die Realschule oder für das Gymnasium hatte, musste in Rheinland-Pfalz in der fünften und sechsten Klasse eine sogenannte gemeinsame Orientierungsstufe besuchen. Zum Ende der sechsten Klasse gab es dann die endgültigen Empfehlungen entweder für den Besuch der Realschule oder den Besuch des Gymnasiums. Lediglich die Kinder mit einer Hauptschulempfehlung mussten direkt nach der Grundschule die Hauptschule besuchen. Im Gegensatz zu anderen Bundesländern mussten sich die Eltern damals nicht an die Empfehlungen der Lehrkräfte halten, aber sie hatten natürlich trotzdem Gewicht.

An die fünfte und sechste Klasse – ich muss mittlerweile elf oder zwölf Jahre alt gewesen sein – kann ich mich noch ziemlich gut erinnern. Mittlerweile war ich alt genug, um meine Hörgeräte selbst einzusetzen. Ich glaube, meinem Vater war das ganz recht, weil ich nun nicht mehr jeden Morgen direkt nach dem Aufstehen zu ihm rennen musste.

Weder bei den Lehrkräften noch bei meinen Mitschüler*innen waren die Hörgeräte ein Thema. Einige meiner Freund*innen aus der Grundschule waren ohnehin wieder mit mir in einer Klasse, und den anderen Kindern aus den weiter entfernten Dörfern, die andere Grundschulen besucht hatten, waren die Hörgeräte auch egal.

Die Orientierungsstufe befand sich in dem Schulzentrum der nächstgelegenen Kleinstadt. Rückblickend war es auch nur ein großes Dorf, in dem gerade einmal 6.000 Menschen wohnten. Das Schulzentrum bestand aus einer Grundschule, der Orientierungsstufe, einer Realschule, einem Gymnasium, einer Förderschule, einer Berufsschule und einem Wirtschaftsgymnasium. So kam es, dass die kleine Stadt mit ihrem Schulangebot ein riesiges Einzugsgebiet für die umliegenden Dörfer und Gemeinden abdeckte. Damit hatte das Schulzentrum zwar nicht mehr Schüler*innen als ein durchschnittliches Gymnasium in einer deutschen Großstadt, aber für mich war es eine neue Welt, in der sich mehr als tausend Kinder und Teenager tummelten.

Jeden Morgen fuhr ich zusammen mit unzähligen anderen Kindern und Jugendlichen mit dem Bus von meinem Dorf in das Schulzentrum. Ich traf somit zwangsläufig auf Kinder, die vielleicht noch nie ein anderes Kind mit Hörgeräten gesehen hatten. Meine Mutter erklärte mir deshalb: »Wenn dich jemand fragt, was du da im Ohr hast, dann erklär einfach, was es ist. Und wenn er's nicht versteht, dann sag einfach, dass das so ähnlich ist wie eine Brille. Genauso wie manche eine Brille brauchen, um besser zu sehen, brauchst du halt die Hörgeräte, um besser zu hören. Dann verstehen die Kinder das.«

Diese Erklärung benutzte ich tatsächlich ein paar Mal. Manche Menschen reagieren zunächst ablehnend gegenüber Dingen, die sie nicht kennen oder nicht verstehen.

Die Analogie, die meine Mutter mir mit auf den Weg gab, führte bei dem ein oder anderen Kind tatsächlich dazu, die Sache mit den Hörgeräten besser nachvollziehen zu können. Der Vergleich ist ja auch einleuchtend. Wobei ich mich schon frage, welche Vorstellungen sich andere Menschen zu meinen Ohren und den Hörgeräten machten. Was sollten diese elektronisch aussehenden Dinger auf meinen Ohren denn sonst sein? AirPods gab es schließlich noch nicht und wie Schmuck sahen die Geräte damals nun wirklich nicht aus. Ganz im Gegenteil. Sie wirkten medizinisch notwendig, keine Spur von Stil und Eleganz.

An meine neue Schulumgebung gewöhnte ich mich sehr schnell. Auch die gestiegenen Anforderungen in der fünften Klasse waren kein Problem. Ich wusste aus den Anfangstagen meiner Grundschulzeit, dass es gar nicht so einfach ist, einen guten Start zu erwischen, also strengte ich mich an, mich nicht gleich zu Beginn zu blamieren. Wenn ich das Gefühl hatte, etwas nicht verstanden zu haben, dann fragte ich nach oder hielt einfach meine Klappe, bis ich mir das richtige Wort aus dem Kontext herleiten konnte.

Es war ungefähr zu dieser Zeit, als ich feststellte, dass der Kontext – also der inhaltliche Zusammenhang einer Aussage – mir sehr dabei hilft, mein Gegenüber richtig zu verstehen. Ich muss gar nicht jedes einzelne Wort hören und dessen Bedeutung dechiffrieren. Es reicht vollkommen, genügend Wörter zu verstehen, um aus dem Gesamtzusammenhang die richtige Aussage abzuleiten. Je älter ich wurde und je mehr Sprachgefühl ich entwickelte, desto mehr verließ ich mich auf den Kontext. Ich musste gar nicht »Fibel« von »Bibel« oder »Netz« von »Nest« unterscheiden können. Es reichte völlig, aus dem Kontext herauszulesen, ob nun das eine oder das andere gemeint war. Diese Methode nutze ich – teilweise bewusst, teilweise unbewusst – auch heute noch.

Meine Hörgeräte können meine Hörschwäche nicht zu einhundert Prozent ausgleichen. Sie sind aber gut genug, um mich auf etwa neunzig Prozent zu heben. Das restliche Defizit gleiche ich bis heute überwiegend durch meine eigenen Ergänzungen aus dem Kontext und sonstige zusätzliche Informationen, wie zum Beispiel Körpersprache oder Lippenbewegungen, aus.

Da ich meine Mitschüler*innen und meine Lehrkräfte nun – bei gleicher Hörleistung – besser verstehen konnte, fühlte ich mich deutlich sicherer. Vielleicht war es auch dieses Gefühl von Sicherheit, das dazu beitrug, dass ich anderen gegenüber etwas aufgeschlossener wurde.

Ich schloss schnell neue Freundschaften und drängte mich bei vielen Aktivitäten in den Vordergrund. Wenn beim Sport Mannschaften gewählt wurden, war ich meistens einer der Kapitäne, wenn im Unterricht Projekte vorgestellt werden mussten, stand ich meistens vor der Klasse, und wenn in der Pause jemand ermahnt wurde, weil sie oder er zu laut war oder zu viel herumtobte, dann war das auch oft ich.

Schon komisch. Ich würde mich als einen sehr introvertierten Menschen bezeichnen, aber sobald ich etwas mitbekomme und mich in Gesellschaft befinde, verspüre ich einen gewissen Drang, mitzumischen. Nur herumsitzen und nichts tun konnte ich noch nie besonders gut.

DER MIT DEN HÖRGERÄTEN
WAR AUCH DABEI

Als wir sahen, dass ein Junge aus der Parallelklasse einen von uns vom Klettergerüst schubste, gingen wir direkt zum Angriff über. Keine Frage. Dafür, dass wir gerade erst elf oder zwölf Jahre alt waren, entwickelte sich eine erstaunlich handfeste Schlägerei zwischen »denen« und »uns«. Da das Klettergerüst auf dem Schulhof etwas abseits stand, bekam die Pausenaufsicht nichts davon mit, wie wir uns schubsten und uns gegenseitig schlugen. Es war aber auch schnell wieder vorbei. Ohne Gewinner oder Verlierer, dafür aber mit Schrammen, Kratzern und blauen Flecken. Ich habe keine Ahnung, wie so etwas heute bewertet wird, aber damals hielt sich die Aufregung normalerweise in Grenzen. Normalerweise.

Wir gingen alle in unsere Klassenräume zurück und ließen uns nichts anmerken. Leider führten die Jungen aus der Parallelklasse den Kampf auf einer anderen Ebene weiter. Sie petzten, zeigten ihre Verletzungen vor und erzählten ihrem Klassenlehrer, wer sie so übel zugerichtet hatte.

»Der mit den Hörgeräten war auch dabei!«, sagten sie.

Diesen Satz werde ich so schnell nicht vergessen, weil mein Klassenlehrer ihn vor meiner Klasse wiederholte, als er uns eine Standpauke gab. Natürlich war ich dabei. Ich hätte auch nirgendwo anders sein wollen. Aber ich fand es nicht gut, nur über meine Hörgeräte beschrieben zu werden und mir diesen Satz auch noch vor der ganzen Klasse anhören zu müssen. Ich war wütend. Wütend auf die Feiglinge aus der Parallelklasse, wütend auf meinen Klassenlehrer und wütend darauf, dass die anderen angefangen hatten und das nun gar keine Rolle mehr spielte, weil sie im Gegensatz zu uns gepetzt hatten.

Dadurch kam es, dass »der mit den Hörgeräten« zusammen mit seinen Freunden zum stellvertretenden Schuldirektor geschickt wurde. Das, was uns dort blühte, war ein astreiner Anschiss. Energisch, lautstark und eindringlich. Seine Worte gingen mir durch Mark und Bein. Zu allem Überfluss wurden unsere Eltern auch noch schriftlich über unser Fehlverhalten informiert. Zu der Schmach, als Aggressoren dazustehen, der Standpauke des Klassenlehrers und dem Anschiss des stellvertretenden Schuldirektors kamen nun auch noch die Bestrafungen unserer Eltern. Nein, ein guter Tag war das nicht.

Zusätzlich hat mich das Erlebnis gelehrt, dass meine Hörgeräte niemals unsichtbar sein werden, selbst wenn ich sie mir nach dem Aufstehen einsetze und danach für den Rest des Tages vergesse. Sie sind immer da, immer sichtbar, und nur, weil ich sie nicht spüre und sie für mich keine Rolle spielen, heißt das noch lange nicht, dass das auch für andere der Fall ist.

»Der mit den Hörgeräten« werde ich immer sein.

GEHÖRLOS IM
SCHWIMMUNTERRICHT

In der sechsten Klasse stand leider auch Schwimmunterricht auf dem Programm. Das Schulzentrum verfügte über eine eigene Schwimmhalle und es gab für mich keinen Weg, mich dem Unterricht zu entziehen. Jedenfalls keinen, den ich hätte gehen wollen. Über ein ärztliches Attest, ein Gespräch meiner Eltern mit meinem Sportlehrer oder irgendeine andere Form der Einflussnahme hätte ich vielleicht vom Schwimmunterricht befreit werden können, aber das wollte ich nicht. Ich war auch kein schlechter Schwimmer und wollte einfach dazugehören. Nicht am Schwimmunterricht teilzunehmen hätte für mich bedeutet, einzugestehen, dass ich etwas nicht machen konnte. Und viel schlimmer noch: Alle hätten es mitbekommen. Die Unterrichtseinheit würde immerhin ein paar Wochen andauern und wenn ich nicht teilnahm, müsste ich die Zeit wohl alleine verbringen.

Was mich am Schwimmen bis heute stört, ist, dass ich meine Hörgeräte ablegen muss. Sie vertragen schlicht kein Wasser und dürfen nicht nass werden. Natürlich haben die Geräte eine gewisse Feuchtigkeitstoleranz bei Schweiß und Spritzwasser, aber ein ausgiebiges Bad würden sie nicht überstehen. Sobald ich meine Hörgeräte nicht mehr trage, fühle ich mich ziemlich hilflos. Ich muss dann plötzlich auf einen Sinn verzichten, den ich ein paar Sekunden vorher noch nutzen konnte.

Doch gerade vor meinen Mitschüler*innen wollte ich mich nicht hilflos fühlen. Ich wollte hören, was sie sagten, wollte die dummen Sprüche und Scherze verstehen können, wollte mitmachen und mitlachen und nicht in einer Ecke sitzen und mich still wundern, was gerade um mich herum passierte.

Es war nicht schön, aber ich kämpfte mich durch. Da ich die Hörgeräte bereits in der Umkleidekabine ablegen musste, um sie sicher zu verstauen, war ich bereits schwerhörig, noch bevor ich die Schwimmhalle betrat. Schwerhörig bedeutet hier, dass ich die anderen Kinder nur verstand, wenn sie mir direkt ins Ohr sprachen. Dabei mussten sie sich ungefähr so nah an eines meiner Ohren beugen, wie man es beim Flüstern macht. Nur flüstern durften sie dann nicht. Auch Zimmerlautstärke reichte nicht aus. Nein, sie mussten schon tief Luft holen und die Sätze regelrecht in meinen Gehörgang pressen, da ich ansonsten keine Chance hatte, sie zu verstehen.

Ohne meine Hörgeräte nehme ich höchstens ein paar dumpfe Bässe wahr. Tiefe Töne eben, jedoch ohne zu wissen, was genau sie sind oder woher genau sie kommen. Hohe Töne verstehe ich ohne meine Hörgeräte so gut wie gar nicht. Im Schwimmunterricht einer sechsten Klasse mit mehr als 25 Kindern in einem kleinen Hallenbad sind die angenehmen tiefen Töne in etwa genau so häufig wie pünktliche Züge im deutschen Fernverkehr. Vielleicht gibt es sie, aber sie prägen nicht das Gesamtbild.

Der Unterricht begann immer damit, dass wir uns auf die beheizte Bank auf der Längsseite der Halle setzen mussten und unser Sportlehrer das Programm für die nächsten zwei Stunden vorstellte. Dabei machte er die Schwimmbewegungen häufig einmal am Beckenrand vor.

Ich saß immer neben meinen Freunden auf dieser be-
heizten Bank und versuchte, aus den ausladenden Gesten
und den Trockenbewegungen unseres Sportlehrers den
Ablauf für die Schwimmstunde abzuleiten. Meine Freunde
wiederholten die Anweisungen manchmal für mich, damit
ich sie verstehen konnte. Sie taten das aber nicht immer
und ich mache ihnen bis heute keinen Vorwurf deswegen.
Ganz sicher nicht! Sie kannten mich ja nur mit meinen
Hörgeräten, kannten mich nur in einem Zustand, in dem
ich keine Einschränkungen hatte, und dachten während
des Schwimmunterrichts auch einfach nicht daran, dass
ich nicht mehr so gut hören konnte. Außerdem waren wir
alle aufgeregt. Das Schwimmbecken breitete sich einladend
vor uns aus, wir durften spannende Sachen ausprobieren
und blamieren wollten wir uns natürlich auch nicht. Es
war einfach eine besondere Situation, mit der ich irgendwie zurechtkommen musste.

Natürlich half mir mein Sportlehrer. Er wiederholte meistens dann, wenn die ersten schon ins Wasser
gesprungen waren, in kurzen Sätzen die Anweisungen,
die er zuvor allen gegeben hatte. Einfach war es für ihn
auch nicht, weil er mit einem Auge bereits einen Blick
auf die tobende Meute werfen musste, die das Wasser
durchpflügte und unkontrolliert vom Beckenrand sprang,
während er mit mir sprach. Aber er gab sich Mühe, und
wenn er sich gerade nicht um mich kümmern konnte,
dann blieb mir immer noch die Möglichkeit, mir bei den
anderen abzuschauen, was sie gerade im Wasser machten.
Das machte ich dann einfach nach und damit war es
meistens auch gut. Wohl fühlte ich mich trotzdem nicht.
Der Schwimmunterricht war der einzige Sportunterricht,
bei dem ich die Uhr die ganze Zeit fest im Blick behielt

und nur darauf wartete, bis er vorbei war. Ich war immer bei den ersten unter der Dusche und bei den ersten zurück im Umkleideraum. Bevor ich etwas anderes tat, trocknete ich mir Ohren und Haare – ich durfte die Haare nicht vergessen, weil von ihnen auch Wasser auf die Hörgeräte tropfen konnte – und sorgte dafür, dass ich wieder hören konnte.

Ich sehnte den Moment, in dem schlagartig alles wieder laut und hörbar wurde, regelrecht herbei und war dann jedes Mal erleichtert und zufrieden. Das Gefühl war wohl ähnlich schön, wie nach einer anstrengenden Wanderung im Hochsommer in einem Biergarten anzukommen, sich auf eine Bank zu fläzen und die Schmerzen in den Waden, Knöcheln und Füßen mit einem kräftigen Schluck Bier wegzuspülen – alkoholfrei natürlich. Ich war dann wieder »da«, konnte die dummen Sprüche und die Scherze wieder verstehen und endlich wieder mitlachen.

KEIN MOBBINGOPFER

Während meiner Schulzeit half es mir sicherlich, dass ich den anderen Kindern – von meiner Hörschwäche einmal abgesehen – keine Angriffsfläche bot, die dazu hätte führen können, dass ich ein Opfer für Mobbing geworden wäre. Verstellt habe ich mich dazu nicht. Ich hatte einfach das Glück, die Anforderungen, die zu der Zeit an Jungen in meinem Alter gestellt wurden, ziemlich gut zu erfüllen: Ich war ein guter Sportler, machte jeden Blödsinn mit, war meinen Freund*innen gegenüber loyal, war nicht übermäßig fleißig, erledigte meine Hausaufgaben nur sehr unzuverlässig, war aber trotzdem zumindest schlau genug, um anderen vor Klassenarbeiten auch mal zu helfen.

Meine Hörschwäche rückte dadurch in den Hintergrund und war einfach kein Thema. Dennoch bin ich überzeugt, dass meine Schulzeit weniger rosig verlaufen wäre, wenn die anderen Kinder in meiner Klasse etwas gefunden hätten, das sie dazu verleitet hätte, sich über mich lustig zu machen. Kinder können grausam sein. Die Streber*innen, die dicken Kinder, die Lieblinge der Lehrer*innen oder die schüchternen Kinder hatten es deutlich schwerer als ich.

Es ist nicht in Ordnung, sich über andere lustig zu machen, sie an den Rand einer Klassengemeinschaft zu drängen, sie zu mobben und ihnen das Leben so schwer zu machen, dass sie jeden Tag mit einem flauen Gefühl im Magen in die Schule gehen und womöglich abends in ihr Kopfkissen weinen. Das war es damals nicht und ist es heute immer noch nicht.

Leider wird es überall dort, wo Menschen viel Zeit miteinander verbringen, sei es in der Schule oder auf der Arbeit, zu Gruppenbildungen kommen. Gruppen neigen aus sich selbst heraus dazu, eine starke Bindung nach innen, also in die Gruppe hinein, aufzubauen und sich von anderen abzugrenzen. Die Stärkung des Gruppengefüges geht dabei nicht selten zulasten derer, die nicht Teil der Gruppe sind. Kindern wird zu Recht beigebracht, andere nicht auszuschließen, sich nicht über sie lustig zu machen und sie nicht bloßzustellen. Doch wenn wir ehrlich zu uns selbst sind, müssen wir erkennen, dass wir an unsere Kinder Maßstäbe anlegen, die wir als Erwachsene meist selbst nicht erfüllen. Wie oft bilden sich im beruflichen Kontext Gruppen, deren einziger Zweck es ist, andere Kolleg*innen auszuschließen? Wie oft bilden sich nachbarschaftliche Cliquen, die einen anderen Haushalt in der Straße nicht zu dem gemeinsamen Sommerfest einladen? Und wie oft geben wir uns dabei ganz und gar niederen Beweggründen hin? Es ist eben nicht so, dass wir immer hundertprozentig erklären können, warum wir andere ausschließen oder uns über sie lustig machen. Häufig reicht es schon, wenn der andere einfach nur »seltsam« ist, »komisch« aussieht oder etwas tut, das wir nicht nachvollziehen können.

Machen wir uns nichts vor: Kinder und Erwachsene können Gemeinschaft ebenso ausleben wie Abgrenzung. Die Welt ist keine Wolke, auf der sich alle versammeln und unbeschwert eine schöne Zeit verbringen. Wir bringen unsere Persönlichkeit, unser Aussehen und unsere Bedürfnisse ein und versuchen mit diesen Eigenschaften und Wünschen einen Platz in der Gesellschaft zu finden, der uns gefällt und auf dem wir uns wohlfühlen.

Es wäre einfach gewesen, sich über mich und meine Behinderung lustig zu machen. Es wäre einfach gewesen, mich als Sonderling zu identifizieren und an den Rand der Klassengemeinschaft zu drängen. Es wäre einfach gewesen, in mir das mulmige Gefühl hervorzurufen, das dafür gesorgt hätte, dass ich nur noch sehr ungern in die Schule gegangen wäre. Und es wäre einfach gewesen, in mir die Tränen hochkochen zu lassen, die ich jeden Abend in mein Kopfkissen geweint hätte. Das alles ist aber nicht passiert.

Ausgegrenzt wurden andere, die, die »seltsam« waren oder »komisch« aussahen. Ich vermute, dass meinen Mitschüler*innen meine Behinderung einfach egal war. Vielleicht war sie auch nicht auffällig oder einschränkend genug. Doch ich wage die Behauptung, dass Mobbing grundsätzlich erst einmal nichts mit einer Behinderung zu tun hat. Was ich meine, ist Folgendes: Trotz der Einschränkungen, die viele von uns haben, sind wir nicht dazu verdammt, ausgeschlossen und ausgegrenzt zu werden. Vielleicht werden wir nicht zu jedem Fußballspiel eingeladen, aber ob wir akzeptiert werden und Freundschaften schließen können, sollte weitestgehend nichts mit unseren körperlichen Einschränkungen zu tun haben. Zumindest hoffe ich das.

TECHNIK - TEIL 1

Jede körperliche Einschränkung führt zu einem Aufwand, den Menschen ohne diese Einschränkung einfach nicht haben. Hörgeräte zu tragen und zu pflegen, empfinde ich als ähnlich aufwendig, wie eine Brille zu tragen und zu pflegen. Vielleicht ein bisschen aufwendiger, aber wirklich nicht viel mehr. Genauso wie Brillenträger*innen ab und zu Augenärzt*innen aufsuchen sollten, sollten Hörgerätträger*innen ab und zu – mir wurde einmal im Jahr empfohlen – Hals-Nasen-Ohrenärzt*innen (HNO) aufsuchen. Genauso, wie Brillenträger*innen zu Optiker*innen gehen, wenn sie eine neue Brille benötigen, Gläser in einer anderen Sehstärke brauchen oder eine Reparatur ansteht, gehen Hörgerätträger*innen zu Akustiker*innen. In den 1990er-Jahren war es dabei sogar oftmals so, dass es Fachgeschäfte gab, die »Augenoptik und Akustik« gleichermaßen anboten und hierzu die speziell ausgebildeten Fachkräfte beschäftigten.

Dieses Zusammenspiel scheint sich in den letzten zwanzig Jahren deutlich verringert zu haben. Stattdessen haben eigens spezialisierte Optikgeschäfte und Akustikgeschäfte die Städte erobert. Und wie in anderen Branchen auch sind die kleineren Fachgeschäfte nach und nach verschwunden. Die Innenstädte in Deutschland zieren stattdessen einige wenige Anbieter, die über ein erstaunlich ausgeprägtes Filialnetz verfügen. Auch wenn es sicherlich einige Menschen gibt, die diese Entwicklung nicht mögen, hat sie nicht nur Nachteile. Für Kund*innen eines Fachgeschäfts mit einer weiten Abdeckung in Deutschland kann zum Beispiel in einer Filiale am Urlaubsort auch auf die hinterlegten Daten der Heimatfiliale zugegriffen und bei einem technischen Notfall mit dem Hörgerät vielleicht etwas schneller und unkomplizierter geholfen werden.

Dem entgegenzusetzen ist allerdings, dass es bei Hörgeräten – auch wenn man das aufgrund der technischen Komplexität annehmen könnte – eigentlich nicht zu technischen Notfällen kommt. Bei mir jedenfalls nicht. Und wenn doch, dann hilft auch jedes X-beliebige Fachgeschäft am Urlaubsort weiter.

Alle Akustiker*innen haben jedoch gemeinsam, dass sie ihre Kund*innen berufsbedingt mit unangenehmen Hörtests quälen. Natürlich kann ich nicht für andere Hörgerätträger*innen sprechen, aber wenn es irgendwo Menschen gibt, die es mögen, vor einem Lautsprecher zu hocken wie das sprichwörtliche Kaninchen vor der Schlange und altbackene Wörter nachzuplappern, die sie kaum verstehen, oder bei schrillen Pieptönen irgendwelche Knöpfchen zu drücken, dann wären sie mir zumindest sehr suspekt. Glücklicherweise sind in meinem Fall solche Hörtests mittlerweile eher selten. Das liegt auch daran, dass meine Hörschwäche ziemlich stabil ist. Sie wird zwar nicht besser – das erwartet auch niemand – aber sie wird auch nicht wesentlich schlechter. Dadurch muss ich Hörtests nur noch über mich ergehen lassen, wenn ich meinen HNO oder meine Akustikerin wechsle. Das versuche ich natürlich zu vermeiden und eigentlich ist das nur bei einem Umzug in eine andere Stadt nötig, oder wenn ich neue Hörgeräte brauche.

Das war jedoch nicht immer so. Gerade in der Zeit, als ich von der Uniklinik Mainz diagnostiziert wurde, war ich ständig bei meinem HNO und meiner Akustikerin. Beide befanden sich in der nächstgrößeren Stadt, die Akustikerin in einer typischen deutschen Fußgängerzone, in der es damals noch drei Schlecker-Filialen gab, und der HNO in dem kleinen Stadtkrankenhaus ein paar Straßen weiter.

Als Kind und als junger Teenager musste ich zweimal im Jahr zu meinem HNO. Natürlich waren meine Hörgeräte und meine Hörschwäche bei jedem Besuch sehr ähnlich und boten dem Arzt keine Überraschung. Aber dadurch, dass die Ohrpassstücke mein Ohr vollständig abdichten, bildet sich bei mir vermehrt Ohrenschmalz, das von Zeit zu Zeit von meinem HNO entfernt werden muss.

Der Fachbegriff für Ohrenschmalz lautet übrigens »Cerumen«, was ursprünglich so viel wie »Wachssalbe« bedeutet. Auch wenn einige Menschen Ohrenschmalz eklig finden, ist der Nutzen unbestritten. Die Ohren werden mit Ohrenschmalz geschmiert, das den Gehörgang befeuchtet und verhindert, dass Keime in das Ohr eindringen können. Unsere Ohren reinigen sich mithilfe unseres Ohrenschmalzes gewissermaßen von selbst. Und weil das so ist und auch ganz wunderbar funktioniert, sollte man zu Hause auch nur die Stellen im Ohr reinigen, die man selbst mit dem kleinen Finger erreichen kann. Alles, was man sich tiefer in die Ohren einführt, schadet mehr, als dass es hilft.

Doch zurück zu der professionellen Ohrenschmalzentfernung. Bis heute ist das echte Handarbeit und bis heute empfinde ich die Prozedur als unangenehm. Ich mag schon diese klobigen Drehstühle nicht, auf denen ich bei meinem Hals-Nasen-Ohrenarzt Platz nehmen muss. Sie erinnern mich mit den ganzen Apparaturen drumherum eher an Stühle, auf denen der Held in einem mitreißenden 90er-Jahre-Actionfilm von einem wirklich bösem Bösewicht gefoltert wird. Vielleicht übertreibe ich. Ohrenschmalz zu entfernen ist sicher keine Folter und statt gefährlicher Werkzeuge benutzen die Ärzt*innen hierfür auch nur einen Ohrreiniger aus Edelstahl, der an einen kleinen Löffel erinnert.

HALS-NASEN-OHRENÄRZT*INNEN

Doch der Reihe nach: Sobald ich auf dem Behandlungsstuhl meines Hals-Nasen-Ohrenarztes Platz genommen habe, werde ich aufgefordert, meine Hörgeräte auszuziehen. Ich wundere mich auch heute noch darüber, dass ich in all den Jahren bei den vielen verschiedenen Ärzt*innen meistens dazu aufgefordert wurde, beide Hörgeräte gleichzeitig auszuziehen. Wenn ich das mache, sitze ich quasi gehörlos auf dem Stuhl und lasse die Behandlung über mich ergehen, ohne auch nur ein Wort verstehen zu können. Die Ärzt*innen können doch sowieso nicht beide Ohren gleichzeitig reinigen! Warum soll ich dann beide Hörgeräte aus den Ohren herausnehmen? Mit den Jahren habe ich gelernt, dieser dämlichen Aufforderung einfach nicht nachzukommen, und biete für die Behandlung immer ein Ohr nach dem anderen an.

Damit sorge ich auch dafür, dass ich die Ärzt*innen wenigstens verstehen kann, wenn sie während der Behandlung mit mir sprechen. Einige haben das ganz große Talent, von mir zu verlangen, dass ich beide Hörgeräte ausziehe, plappern aber munter weiter mit mir, während sie sich meine Ohren anschauen und ich kein Wort mehr verstehen kann. Früher war mir das unangenehm oder meine Eltern antworteten für mich. Ich hielt viele Ärzt*innen lange Zeit einfach nur für unglaublich bescheuert. Warum tun die so etwas? Mittlerweile lasse ich mir vor dem Beginn der Behandlung meine beiden Hörgeräte nicht mehr abschwatzen. Ich unterstelle einfach mal, dass die Ärzt*innen sich so sehr auf das Entfernen des Ohrenschmalzes konzentrieren, dass sie während der Behandlung schon vergessen haben, dass ich Hörgeräte trage und sie ohne die Teile so gut wie gar nicht verstehen kann.

Doch wie läuft das Ganze ab? Ärzt*innen leuchten mit einem sogenannten Otoskop das Ohr aus, um sich einen Überblick darüber zu verschaffen, wie viel und vor allem wo sich das Ohrenschmalz angesammelt hat. Danach nehmen sie einen Ohrreiniger in die Hand, führen ihn in das Ohr und schaben das Ohrenschmalz heraus. Meistens benutzen sie eine Kompresse – genau wie die, die man nach dem Blutabnehmen auf die Einstichstelle drücken muss –, um das Ohrenschmalz vom Ohrreiniger abzustreifen.

Mein Arzt muss bei mir jedes Ohr ungefähr dreimal mit dem Ohrreiniger strapazieren, bis er das Ohrenschmalz komplett erwischt hat. An sich ist das auch gar nicht schlimm, leider muss er mit dem Ohrreiniger so weit in das Ohr eindringen, dass bei mir ein Hustenreflex ausgelöst wird. Außerdem kitzelt es unangenehm im Ohr und kratzen kann man sich in der Nähe des Trommelfells auch nicht besonders gut. Meine Versuche, den Hustenreflex zu unterdrücken, scheitern jedes Mal aufs Neue.

Ich versuche es auch heute noch, weil ich mir einbilde, dass die Behandlung dann schneller vorbei ist und der Ohrreiniger nicht erneut in das Ohr eingeführt werden muss. Leider ist das wirklich nur eine Einbildung, denn tatsächlich unterdrücken kann ich den Reflex natürlich nicht. Stattdessen fangen meine Augen an zu tränen und ich huste danach umso mehr und umso erleichterter.

Ich sollte mir vornehmen, gar nicht mehr zu versuchen, den Reflex zu unterdrücken. Ich scheitere ja ohnehin jedes Mal. Ich habe mich aber schon als Kind bei meinem ersten

HNO-Arzt in dem Kleinstadtkrankenhaus so verhalten und mache es aus Gewohnheit wohl immer noch. Der unangenehme Hustenreflex entsteht übrigens bei Druckausübung auf eine Abzweigung des Vagus-Nervs und wird bei nur etwa fünf Prozent aller Menschen ausgelöst. Hurra, ich gehöre anscheinend dazu!

Die ganze Behandlung dauert in der Regel keine fünf Minuten für beide Ohren und trotzdem bin ich jedes Mal froh, wenn ich den klobigen Folterstuhl wieder verlassen darf. Ich bilde mir aber ein, dass ich nach einem HNO-Besuch wieder etwas klarer hören kann. Vielleicht ist es nicht nur hygienisch sinnvoll, das Ohrenschmalz ab und zu entfernen zu lassen, sondern auch praktisch geboten, weil es mein Hörempfinden etwas verbessert.

FACHKRÄFTE FÜR HÖRAKUSTIK

Wesentlich nerviger waren und sind für mich die Besuche bei Akustiker*innen. Ich schätze ihre Arbeit und ihren Beruf wirklich sehr und freue mich stets über die zumeist nette und zuvorkommende Art, mit der ich bedient werde.

Akustiker*innen nehme ich als Menschen wahr, die aus einer tieferen Überzeugung heraus anderen Menschen helfen wollen. Ärzt*innen ergreifen ihren Beruf vielleicht auch des Geldes wegen oder weil sie Macht ausüben wollen.

Akustiker*innen hingegen wirken auf mich, als seien sie von solcherlei Motiven gänzlich befreit. Leider haben sie in meinen Augen aber einen entscheidenden Nachteil: Sie verbringen sehr viel Zeit mit schwerhörigen und oftmals auch älteren Menschen, die vieles rund um Hörgeräte und die Technik, die sie umgibt, nicht mehr auf Anhieb kapieren.

Das führt nicht selten dazu, dass Akustiker*innen zum einen dazu neigen, sehr laut zu sprechen – manchmal zu laut für mich –, und zum anderen viele Dinge in einer langsamen, allzu deutlichen Kindersprache – die erstaunlicherweise auch bei älteren Menschen angewandt wird – erklären. Es ist schon häufig vorgekommen, dass ich Akustiker*innnen bitten musste, etwas leiser zu sprechen und bei den Erklärungen entweder ein bisschen mehr Gas zu geben oder mir auch die technischen Hintergründe zu erläutern. Ich will den großartigen Menschen, die diesen Beruf ausüben, gar keinen Vorwurf machen, aber ich würde mir manchmal wünschen, dass sie zwischen ihren verschiedenen Kund*innen etwas besser »umschalten«. Als Enddreißiger muss ich – wenn ich meine Hörgeräte im Ohr habe – weder angeschrien werden noch bin ich so schwer von Begriff, dass ich ein Batteriefach nicht selbst öffnen oder die Hörgeräte nicht mit meinem Smartphone verbinden könnte.

Auch wenn ich Akustiker*innen grundsätzlich sehr mag, so haben sie mich doch seit Kindertagen mit verschiedenen Hörtests gequält. Klar, alles nur berufsbedingt und weil es bei mir nötig ist. Wer weitestgehend gesunde Ohren hat und schon einmal einen Hörtest machen musste, wird den Test vermutlich nicht besonders negativ in Erinnerung behalten haben. Das mag zum einen daran liegen, dass Menschen mit einem guten Gehör nur sehr selten in Situationen geraten, in denen sie überhaupt einen Hörtest machen müssen, und zum anderen daran, dass es natürlich sehr leicht ist, einen Test zu absolvieren, bei dem man sowieso gut abschneidet. Sofern es nicht gerade darum geht, eine bestimmte Hörleistung für die Ausübung eines Berufs nachweisen zu müssen, geht es bei einem Hörtest nicht darum, besonders gut abzuschneiden oder den Test zu bestehen. Vielmehr sollen die Tests eine möglichst objektive Aussage über Hörvermögen und Hörverständnis liefern und das medizinische Fachpersonal dabei unterstützen, die bestmögliche Behandlung auszuwählen.

Ich muss aber zugeben, dass mir diese allzu rationale Erklärung selbst nur wenig hilft, wenn ich mal wieder einen Hörtest über mich ergehen lassen muss. Natürlich bin ich an einem objektiven Ergebnis interessiert und natürlich möchte ich die bestmögliche Behandlung erfahren. Aber ein Hörtest war für mich, soweit ich mich zurückerinnern kann, immer eine Stresssituation und wird es vermutlich auch immer bleiben. Müsste ich mich nur irgendwo hinlegen, nichts tun, ein Ergebnis abwarten und könnte nebenbei gemütlich einen Mojito trinken, hätte ich gegen diese Tests vielleicht auch gar keine so große Abneigung. Leider ist das nicht der Fall. Ich bin angespannt, hochkonzentriert und kämpfe verbissen um jeden Ton, den ich hören, und jedes Wort, das ich nachsprechen muss.

Warum? Weil mir jeder Hörtest aufzeigen könnte, dass sich mein Hörvermögen verschlechtert hat. Was, wenn das wirklich so wäre? Was, wenn ich mich umstellen müsste? Wenn ich wirklich schlechter hören würde oder vielleicht sogar die Versorgung mit Hörgeräten nicht mehr ausreicht? Was würde danach kommen?

Mein Hörverlust ist seit meiner Geburt weitestgehend stabil geblieben und hat sich nicht wesentlich verschlechtert. Meine Sorgen sind also vermutlich unbegründet. Doch was, wenn mein Hörvermögen plötzlich doch weiter abfällt? Vielleicht würde mir das im Alltagsgeschehen gar nicht auffallen, aber ein Hörtest könnte die Verschlechterung aufdecken.

Ich empfinde Hörtests als brutal. Sie ziehen aus, demaskieren und peitschen mir mit unbarmherziger Härte eine Wahrheit ins Gesicht, von der ich nicht sicher bin, ob ich sie ohne Weiteres verkraften könnte, wenn sie nicht meinen Vorstellungen entsprechen würde. Aus medizinischer Sicht habe ich wahrscheinlich keine unangenehme Wahrheit zu erwarten. Abgesehen von ein bisschen zunehmender, aber völlig normaler Altersschwerhörigkeit wird sich mein Hörvermögen vermutlich nicht weiter verschlechtern. Aber ich habe eben auch nicht mehr besonders viel Hörleistung übrig, und das Bisschen, was ich habe, will ich unbedingt behalten. Deshalb die Anspannung, die Verbissenheit und der Kampf um jeden einzelnen Ton und jedes einzelne Wort.

HÖRTESTS

Hörtests lassen sich grundsätzlich in objektive und subjektive Verfahren unterteilen. Ich will nicht langweilen und die gesamte Bandbreite von möglichen Testverfahren aufzählen. Doch die Unterteilung in objektive und subjektive Verfahren ist sicherlich hilfreich. Zu den objektiven Verfahren gehören zum Beispiel die Messung otoakustischer Emissionen (OAE) und die elektrische Reaktionsaudiometrie (ERA). An dieser Stelle genügt es zu wissen, dass objektive Verfahren der Beurteilung des Hörvermögens dienen und keine Mithilfe der Patient*innen erforderlich ist. Deshalb werden im Rahmen des sogenannten Neugeborenen-Hörscreenings auch ausschließlich objektive Verfahren angewandt. Die Messungen sind völlig unschädlich. Die objektiven Verfahren werden jedoch sinnvoll um die subjektiven Verfahren ergänzt. Bei diesen Verfahren ist es stets erforderlich, dass Patient*innen in irgendeiner Form mitwirken. Der Messerfolg ist also auch von der Mitwirkung der Patient*innen abhängig. Als subjektive Testverfahren sind für mich – und für viele andere auch – vorwiegend die Tonschwellenaudiometrie und die Sprachaudiometrie relevant.

Bei mir beginnt eine Testserie meistens mit der Tonschwellenaudiometrie. Hierzu muss ich zunächst beide Hörgeräte aus dem Ohr nehmen und einen großen Kopfhörer aufsetzen. Die akustische Welt habe ich dabei als eine Welt von zwei Farben kennengelernt, die mir immer wieder begegnen und die anscheinend zumindest deutschlandweit gleich eingesetzt werden. Dabei steht die Farbe Blau für »links« und die Farbe Rot für »rechts«. Die Farben finden sich überall dort, wo links und rechts nicht vertauscht werden sollten, wie beispielsweise an den Hörgeräten selbst, an Messinstrumenten oder an Hilfsmitteln wie dem schweren Kopfhörer, den ich zu Beginn der Hörtests aufsetzen muss. Das ist deshalb wichtig, weil Akustiker*innen sicherstellen müssen, dass sie die Hörleistung für das Ohr messen, das auch tatsächlich gemessen werden soll. Um Fehlern vorzubeugen, beziehen sich die Seitenangaben links und rechts immer auf die Sicht der Patient*innen und niemals auf die Sicht der Akustiker*innen. Mir wird immer mitgeteilt, welches Ohr zuerst getestet wird, dann weiß ich auch, auf welches Ohr ich mich zuerst konzentrieren muss.

Vom gemütlichen Schlürfen eines leckeren Mojitos bin ich nun sehr weit entfernt. Und konzentrieren muss ich mich tatsächlich. Entschließen sich die Akustiker*innen beispielsweise, mit dem linken Ohr zu beginnen, dann richte ich meine ganze Aufmerksamkeit darauf und erwarte einen hohen durchgängigen Ton, der immer lauter wird.

Meine Aufgabe ist es, einen Knopf zu drücken, sobald ich den Ton hören kann. Danach folgt der nächste Ton – dieses Mal etwas tiefer – und ich muss erneut den Knopf drücken, wenn ich den Ton höre.

Ich sitze also jedes Mal auf einem Stuhl, trage einen rotblau-markierten Kopfhörer und halte eine Art Joystick in der Hand, auf dessen Oberseite sich ein Knopf befindet, den ich immer dann drücken soll, wenn ich einen Ton höre. Auf diese Weise werden die für gesunde Ohren hörbaren Frequenzen Schritt für Schritt sowohl für das linke als auch für das rechte Ohr abgespielt. Natürlich werden nicht alle möglichen Frequenzen getestet, sondern nur einige wenige zwischen 125 Hertz und 8.000 Hertz. Die Lautstärke, medizinisch genauer wäre der Begriff »Schallpegel«, bei der ich eine bestimmte Frequenz hören kann, »misst« dabei meinen Hörverlust. Je lauter Akustiker*innen also eine Frequenz in mein Ohr feuern müssen, bevor ich den Knopf drücke, desto schlechter höre ich diese Frequenz. Aus dem Test ergibt sich ein Diagramm, in dem die gemessenen Frequenzen auf der horizontalen Achse in Hertz abgetragen werden. Auf der vertikalen Achse kann der Hörverlust in Dezibel abgelesen werden. Diese Punkte werden miteinander verbunden – mathematisch finde ich das bedenklich, aber dadurch entsteht für beide Ohren jeweils ein sogenanntes Audiogramm, also eine Hörkurve, aus der sich ablesen lässt, welche Frequenzen ich gut und welche ich weniger gut verstehe.

Vielen Menschen ist nicht bewusst, dass eine Hörschwäche in den meisten Fällen eben nicht bedeutet, dass alle Frequenzen – oder einfacher: alle Töne – gleichermaßen schlecht gehört werden. Meistens ist es so, dass ein Frequenzspektrum gut und ein anderes dafür eher schlechter gehört werden kann. Meine Schwäche liegt eindeutig bei hohen Tönen, die ich selbst mit größter Anstrengung ohne meine Hörgeräte nicht verstehen kann, wohingegen ich tiefe Töne und Bässe noch recht gut verstehe. Als Kind konnte ich beispielsweise durch das Kopfkissen in meinem Bett die tiefen Töne wahrnehmen, die aus dem Fernseher meiner Eltern im darunterliegenden Wohnzimmer kamen. Hohe Töne habe ich nie gehört. Die Aufgabe von Hörgeräten ist es, genau die Frequenzen zu verstärken, die nicht so gut gehört werden können. Dabei müssen die Geräte nicht nur auf die schlecht gehörten

Frequenzen eingestellt werden, sondern auch genau wissen, um wie viel die jeweilige Frequenz verstärkt werden muss. Man erkennt, dass das alles gar nicht so einfach ist und sowohl Akustiker*innen als auch die kleinen technischen Hilfsmittel selbst wahrlich Großes leisten.

Doch zurück zu den Hörtests. Nachdem ich mich jeweils abwechselnd auf das eine und dann auf das andere Ohr konzentriert und angestrengt versucht habe, die immer lauter werdenden Frequenzen zu hören, steht meistens der gleiche Test noch einmal an. Der Unterschied besteht nur darin, dass ich den großen Kopfhörer gegen einen kleinen austauschen muss, der die Ohren nicht vollständig umschließt. Stattdessen hat der Kopfhörer an einer Seite einen kleinen Lautsprecher, der hinter ein Ohr geklemmt wird. Auf der anderen Seite befindet sich eine kleine Plastikhalterung, die nur dazu dient, dass der Kopfhörer gut sitzt und nicht herunterrutscht. Dann beginnt der Test von vorn.

Statt dass die Töne direkt in mein Ohr übertragen werden, tönen sie nun aus dem kleinen Lautsprecher direkt hinter meinem Ohr. Meine Aufgabe ist es wieder, den Knopf zu drücken, wenn ich den Ton hören kann.

Ich habe zwar noch nie mit Akustiker*innen darüber gesprochen, aber ich kann ihnen an den Gesichtern ablesen, dass manche Töne ganz schön laut werden müssen, bis ich sie höre und den Knopf drücke. Im Gegensatz zu dem ersten Test mit geschlossenen Kopfhörern sind Akustiker*innen bei diesem Test nämlich manchmal auch den Tönen ausgesetzt, die hinter meinem Ohr erzeugt werden. Natürlich kommt es hier sehr auf den Aufbau der Testkabine an. Bei einigen Akustiker*innen handelt es sich um eine für klaustrophobisch veranlagte Menschen höchst bedenkliche kleine Kammer, bei anderen wird der Test in einem offenen Raum durchgeführt, in dem sich auch die Akustiker*innen befinden.

Sobald ein Ohr mit dieser Variante durchgetestet ist, wird der Kopfhörer so gedreht, dass sich der Lautsprecher nun hinter dem anderen Ohr befindet, und der Test beginnt erneut.

Neben der unablässigen Konzentration empfinde ich auch die Stimmung während eines Hörtests als sehr unangenehm. Eigentlich handelt es sich um eine kleine Prüfungssituation. Man kann zwar nicht durchfallen, aber man muss sich trotzdem anstrengen, um ein gutes, aber ehrliches Ergebnis zu erreichen. Die Räume, in denen die Hörtests normalerweise durchgeführt werden, sind häufig so gestaltet, dass sie den Schall ziemlich gut unterdrücken. Schließlich soll man sich während des Tests nicht von irgendwelchen äußeren Geräuschen ablenken lassen. Leider führt das auch dazu, dass ich das Blut in meinem Körper oder ein leichtes Knacken in meinem Nacken hören kann, wenn ich meinen Kopf leicht drehe. Ich vermute, dass diese Geräusche auch von Menschen mit zwei gesunden Ohren normalerweise nicht gehört werden. Auf mich wirken sie zumindest irritierend. Dies gilt umso mehr, wenn man sich gerade auf die Frequenzen konzentrieren muss, die in das eigene Ohr gelenkt werden.

Sollten Sie dieses Buch lesen, weil es einen Menschen in Ihrer unmittelbaren Umgebung gibt, der eine Hörschwäche hat und deshalb Hörtests machen muss, merken Sie sich bitte, dass diese Tests sehr anstrengend sind. Gerade Kinder haben nach einem Hörtest jedes Mal ein großes Eis verdient! Mindestens. Damit das Eis aber auch wirklich hundertprozentig verdient ist, sollte man darauf achten, dass Kinder bei den Hörtests nicht schummeln. Ich habe mich schon sehr oft darüber gewundert, wie einfach es ist, die Testergebnisse zu beeinflussen. Natürlich bringt Schummeln gar nichts, und im schlimmsten Fall bedeutet es, dass jemand, der ein Hörgerät benötigt, keines bekommt, oder ein Hörgerät nicht korrekt eingestellt werden kann, weil die Hörverlustkurve wesentlich besser ausfällt, als sie tatsächlich ist. Trotzdem kann ich es verstehen, wenn man die unangenehme Testsituation verkürzen will. Durch ein paar schnellere Reaktionen wäre das durchaus möglich. Akustiker*innen machen es einem aber auch teilweise sehr leicht, ein bisschen zu mogeln. Ich habe schon einige Hörtests erleben dürfen, bei denen ich auf den Computerbildschirm der Akustiker*innen schauen konnte. Es genügt aber schon, die Akustiker*innen und ihre Bewegungen zu sehen. Es reicht sogar schon aus, wenn man nur den Zeigefinger sieht, wie er auf die Maus klickt, um eine neue Frequenz zu starten.

Wie gesagt: Mit Schummeln schadet man sich nur selbst. Aber gerade Kinder können sehr gerissen sein, wenn es darum geht, Abkürzungen zu finden. Sind Akustiker*innen nicht achtsam und bemerken eventuelle Ausreißer in den Ergebnissen nicht, können die Folgen durchaus schwerwiegend sein.

Es ist mir allerdings nie gelungen, eine Möglichkeit zu finden, wie ich bei dem letzten Testdurchgang eines Hörtests schummeln könnte. Nachdem getestet wurde, wie gut oder schlecht ich einzelne Frequenzen im Ohr und hinter dem Ohr höre, folgt in der Regel die Sprachaudiometrie, also ein Test des Sprachverstehens. Ich glaube, für Akustiker*innen ist das mit Abstand der lustigste Teil. Hier stelle ich mir oft vor, wie sie sich in der Mittagspause gegenseitig unter brüllendem Gelächter erzählen, was für einen Mist manche Patient*innen verstanden haben.

Der bekannteste Sprachverständlichkeitstest ist vermutlich der Freiburger Wörtertest. Er wurde in den 1950er-Jahren von dem HNO-Arzt Karl-Heinz Halbrock entwickelt und wird auf der Internetseite der Uniklinik Freiburg noch heute als »Goldstandard« für Verständlichkeitstests bezeichnet.

Na, da scheint man mächtig stolz zu sein. Im Grunde geht es darum, dass Patient*innen Wörter nachsprechen sollen, die ihnen aus einem Lautsprecher oder einem Kopfhörer abgespielt werden. Meistens werden hierfür einsilbige Substantive wie zum Beispiel »Pilz«, »Tag« oder »Gleis« herangezogen. Bei einer Lautstärke von ungefähr 50 Dezibel gelingt es einem Menschen mit einem gesunden Hörvermögen in der Regel, 100 Prozent dieser Wörter korrekt wiederzugeben.

Bei mir wird die Sprachaudiometrie meistens ohne Kopfhörer durchgeführt. Ich sitze also vor einem oder zwei Lautsprechern und höre mir an, wie eine ältere Männerstimme einsilbige Wörter übertrieben scharf betont in meine Richtung presst. Meine Aufgabe besteht darin, diese Wörter nachzusprechen.

Natürlich können Akustiker*innen die Lautstärke verändern und – was ganz besonders fies ist – zusätzlich Störgeräusche hinzufügen. Die Sprachaudiometrie wird häufig ohne Hörgeräte durchgeführt, weil es meistens nur von Interesse ist, wie gut oder schlecht mein Sprachverstehen ohne die Geräte ist. Nur wenn ich neue Hörgeräte bekomme, wird einmal vorher ohne die Geräte getestet, und einmal, nachdem meine neuen Hörgeräte angepasst worden sind und ich sie trage. Die Krankenkassen benötigen anscheinend beide Ergebnisse als Nachweis dafür, dass die Hörgeräte auch tatsächlich etwas bringen und sie ihren bescheidenen finanziellen Beitrag leisten müssen.

Die Sprachaudiometrie ist unangenehm. Diese dunkle Männerstimme, die übertrieben scharf solche Wörter wie »Hund«, »Schlund« und »Pfund« schneidet, habe ich über all die Jahre leidenschaftlich hassen gelernt. Gerade derart ähnlich klingende Wörter zu verstehen, ist mir noch nie besonders leichtgefallen, aber genau das ist ja die Absicht des Tests.

Nur allzu gut erinnere ich mich an die anstrengenden Therapiestunden mit meinem Logopäden, in denen ich versuchen musste, Wörter wie »Nest« und »Netz« auseinanderzuhalten. Meine erfolgreiche Strategie, ähnlich klingende Wörter aus dem Sinnzusammenhang zu erkennen, kann ich bei der Sprachaudiometrie natürlich auch nicht anwenden. Ich sitze also angespannt und mit weit aufgerissenen Augen vor den Lautsprechern und warte darauf, von dieser dunklen Stimme regelrecht verprügelt zu werden. Es gibt keinen Zusammenhang, aus dem ich auf eine Wortbedeutung schließen kann. Es gibt gar nichts, nur diese scharf betonten Wörter und mich. Die Wörter, die ich während der Sprachaudiometrie nachsprechen soll, sind übrigens seit ich denken kann unverändert. Die dunkle Männerstimme auch. Vielleicht wurde das alles in den 1970er-Jahren einmal aufgenommen und wird bis heute einfach weiterverwendet.

Leider hilft diese Erkenntnis nicht dabei, die Sprachaudiometrie zu erleichtern, da ich bisher noch nie von Akustiker*innen eine Rückmeldung darüber bekommen habe, ob ich einzelne Wörter korrekt wiedergegeben habe oder nicht. Bis heute weiß ich also nicht ganz genau, ob das korrekte Wort »Topf«, »Koch« oder »Kopf« lautet. Mit den Jahren ist es mir allerdings ein bisschen weniger peinlich geworden, Wörter, die ich nicht richtig verstanden habe, einfach so wiederzugeben, wie ich sie gehört habe. Aus einer »Kur« habe ich sicher schon einmal eine »Uhr« gemacht und aus einem »Bein« ist sicher auch schon die »Pein« geworden. Ich muss natürlich anmerken, dass die Wörter, die in diesem Verständlichkeitstest benutzt werden, im Internet mit nur sehr geringem Aufwand gefunden werden können. Und natürlich könnte ich die zwanzig Gruppen mit den jeweils zwanzig Wörtern auswendig lernen, um bei der Sprachaudiometrie ganz hervorragend abzuschneiden.

Leider habe ich davon rein gar nichts. Nicht nur, dass ich es mir sehr langweilig vorstelle, 400 zum Teil sehr altbackene Wörter auswendig zu lernen, ich würde damit auch die Ergebnisse so sehr verfälschen, dass meine Hörgeräte nicht mehr richtig eingestellt wären. Und was hilft es mir, bei dem Test gut abzuschneiden – was ohnehin auffallen würde –, wenn ich danach in der Bäckerei nebenan nicht verstehe, wie viel ich für meine Nussecke und das Mandelhörnchen bezahlen muss. Oder für das große Eis.

Leider komme ich an diesem Test – wenn er denn wegen neuer Hörgeräte ansteht – einfach nicht vorbei. Ein bisschen fühle ich mich dann auch an die vielen Kindergeburtstage zurückerinnert, bei denen ich »Stille Post« spielen musste.

Ich rechne es allen Akustiker*innen, bei denen ich bisher einen solchen Test machen musste, jedoch hoch an, dass sie sich professionell verhalten und sich eben nicht über mich lustig gemacht haben – selbst dann nicht, wenn ich völlig falsche Wörter nachgeplappert habe.

TEENAGERZEIT

AB AUFS GYMNASIUM

Nachdem ich die sechste Klasse erfolgreich abgeschlossen hatte, durfte ich ab der siebten Klasse das Gymnasium in derselben kleinen Stadt besuchen, in der ich auch schon zur Orientierungsstufe gegangen war. Das war keineswegs selbstverständlich, denn meine Eltern hatten eine höhere formale Schulbildung für mich einfach nicht vorgesehen. Sie haben beide kein Abitur und hatten demzufolge auch keine Erfahrung damit, wie das Schulleben auf einem Gymnasium überhaupt aussah. Außerdem würde ich mit dem Abitur die Allgemeine Hochschulreife erwerben und das wäre – wenn es denn dazu käme – eine Welt, in der sich meine Eltern noch weniger auskannten. Deshalb stand trotz meiner beiden Empfehlungen für das Gymnasium – eine zum Ende der vierten und eine zum Ende der sechsten Klasse – für meine Eltern durchaus die Frage im Raum, ob es unbedingt das Gymnasium für mich sein musste.

Einerseits kann ich meine Eltern verstehen, die selbst in dieser ländlichen Gegend in Rheinland-Pfalz aufgewachsen sind und keinen hohen formalen Schulabschluss haben. An ihrem eigenen Leben und dem von Freund*innen und Bekannten konnten sie jeden Tag erkennen, dass ein gutes Leben mit einem mittleren Schulabschluss und einer soliden Lehre problemlos möglich war.

Andererseits war ich damals überaus irritiert darüber, dass meine Mutter gegen Ende der sechsten Klasse ein Gespräch mit meinem damaligen Klassenlehrer führte, um sich zu vergewissern, ob das mit dem Gymnasium wirklich eine gute Idee sei. Ich war bei diesem Gespräch nicht dabei und erfuhr erst danach, was mein Klassenlehrer zu meiner Mutter sagte.

Da er die Empfehlung bereits geschrieben hatte, konnte er in dem Gespräch mit meiner Mutter natürlich keine andere Ansicht vertreten als die, die sie bereits schwarz auf weiß in den Händen hielt. Angeblich sagte er aber auch, dass ich das Gymnasium nur schaffen würde, wenn ich größeren Fleiß an den Tag legte. Das Potenzial sei bei mir zwar vorhanden und deshalb habe er mir diese Empfehlung gegeben, es läge jedoch an mir, dieses Potenzial auch abzurufen und mich anzustrengen.

Natürlich kann es sein, dass mein Klassenlehrer das genauso gesagt hat. Fleißig oder gar strebsam war ich überhaupt nicht. Ich fing bereits in der fünften Klasse an, meine Hausaufgaben kurz vor Beginn der jeweiligen Unterrichtsstunde schnell auf ein Blatt zu schmieren, oder ich machte mir diese Mühe erst gar nicht und schrieb die Aufgaben von einem Klassenkameraden ab.

Trotzdem werde ich bis heute das Gefühl nicht los, dass meine Mutter sich einen Teil dieser Geschichte ausgedacht hat. Vielleicht glaubte sie, mich auf diese Art motivieren zu können. Doch das war gar nicht das, was mich am meisten geärgert hat und auch noch bis heute ärgert.

Meine Eltern haben seit meiner Geburt sicherlich einige sehr gute Entscheidungen getroffen. Sie hatten, was meine Hörschwäche angeht, den richtigen Instinkt und sie bewiesen ein beeindruckendes Durchhaltevermögen, als ihnen der Gegenwind ins Gesicht schlug und diverse Ärzt*innen – nicht zuletzt in der Uniklinik in Mainz – sie abwiesen. Sie sorgten dafür, dass ich zu einem Logopäden in Therapie gehen und richtig sprechen lernen konnte, und sie setzten durch, dass ich mit meinen Freund*innen auf eine reguläre Grundschule gehen durfte.

Rückblickend bin ich für das alles sehr dankbar, denn wenn auch nur eine Entscheidung anders ausgefallen wäre, wenn sie auch nur an einer Stelle eingeknickt wären oder nachgegeben hätten, dann wäre mein Leben sicherlich ganz anders verlaufen und ich hätte dieses Buch vielleicht gar nicht schreiben können.

Bis heute kann ich nur erahnen, warum meine Eltern dem Gymnasium so kritisch gegenüberstanden. Sie hatten keinen Bezug dazu, es fehlte ihnen an Erfahrung, vielleicht dachten sie auch daran, dass die finanziellen Herausforderungen größer waren als bei einem Realschulabschluss – immerhin würde es, wenn alles gut lief, eine knapp drei Jahre längere Schulzeit mit sich bringen.

Vielleicht hatten sie aber auch Angst, mir nicht mehr helfen zu können. In einer Welt mit verqueren lateinischen Sätzen, chemischen Details zur Photosynthese und dem Lösen von binomischen Formeln kannten sie sich einfach nicht aus. Ich habe das Abitur gemacht, ein Studium abgeschlossen und den Einstieg in das Berufsleben hinbekommen. Mittlerweile arbeite ich in einem Bundesministerium und kann mit dem Verlauf meines Lebens sehr zufrieden sein. Vielleicht würde sogar jemand mit mir tauschen wollen. Besonders stolz bin ich aber bis heute darauf, dass ich damals als Zwölf- oder Dreizehnjähriger so standhaft geblieben bin und gegen die Bedenken meiner Eltern durchsetzen konnte, doch aufs Gymnasium zu gehen.

Was mich daran so faszinierte und warum ich es unbedingt wollte, kann ich auch rückblickend nicht genau sagen. Vielleicht lag es daran, dass ich sonst kaum jemanden kannte, der das Gymnasium besucht hatte. Es war geheimnisvoll, undurchsichtig und wirkte abenteuerlich, vielleicht sogar magisch. Das Gebäude, in dem das Gymnasium untergebracht war, sah zwar nicht aus wie Hogwarts, aber für mich fühlte es sich so an. Es war eine andere Welt und ich wollte sie unbedingt kennenlernen.

Damit, dass ich schwerhörig bin, hat diese Geschichte wenig zu tun. Aber wenn ich schon mein Leben mit Hörgeräten erzähle, dann hilft dieser Einschub sicher dabei zu verstehen, wie ich gestrickt bin und wie ich seit diesem Ereignis mein Leben gestalte.

Der Übergang von der sechsten in die siebte Klasse war für mich eine Art Wendepunkt. Vieles veränderte sich. Die Umgebung, die Schulklasse, die Ansprüche. Und von allen Dingen, die ich zu gern nachträglich in diesen Wendepunkt hineininterpretieren möchte – und die allesamt nicht korrekt wären –, so stimmt doch zumindest dies: Meine Schwerhörigkeit war ab der siebten Klasse während meiner Schulzeit kein Thema mehr. Weder hatte ich verständnislose Lehrer*innen, noch hatte ich gemeine Mitschüler*innen, die mir das Leben schwer gemacht hätten.

Natürlich gab es im Alltag immer wieder Herausforderungen, denen ich mich stellen musste. Immerhin war ich kein kleines Kind mehr. Ich war nun ein Teenager und damit begann abermals eine ganz neue und besondere Phase in meinem Leben.

VERSTECK DEINE HÖRGERÄTE

Für eine kleine alltägliche Herausforderung sorgte ausgerechnet meine Mutter. Sie war schon immer der bestimmende Elternteil. Viele ihrer Entscheidungen hatten eine erstaunliche Tragweite und haben mein Leben stark beeinflusst. Ich bin davon überzeugt, dass gerade in meinen ersten Lebensjahren, bei den Kämpfen mit Ärzt*innen oder mit dem Schulleiter der Grundschule, sehr viel hätte schiefgehen können. Doch Eltern sind nicht perfekt. Meine auch nicht.

Meine Mutter hatte entschieden, dass ich meine Haare so tragen sollte, dass die Hörgeräte möglichst versteckt blieben. In den 1990er-Jahren, als mit den Backstreet Boys und Caught in the Act sowieso Jungs mit längeren Haaren die Musiksender und die Cover der Bravo dominierten, fiel meine Frisur auch nicht so sehr auf. Ich sah zwar nicht cool aus und war weit davon entfernt, ein zweiter Nick Carter zu sein, aber meine nur leicht längere Herrenfrisur war einigermaßen in Ordnung. Wenn ich mich richtig erinnere, dann hatte ich eigentlich auch nur die blonden Strähnchen mit Nick Carter gemeinsam. Jede sonstige Ähnlichkeit dichte ich mir ganz sicher dazu. Aber was wären die 90er ohne blonde Strähnchen gewesen?

Meine Frisur war nichts Halbes und nichts Ganzes. Nicht so cool, wie sie hätte sein können, aber auch nicht so grauenvoll, dass es bei mir zu einem Nachteil geführt hätte.

Irgendwann – es muss um die achte Klasse herum gewesen sein – waren meine Haare jedoch so lang, dass ich sie zu einem Pferdeschwanz zusammenband. Wie bei so vielen Jugendsünden, weiß ich bis heute nicht, warum ich das überhaupt tat. Ganz sicher ist, dass keine Frisur ein Hörgerät, das hinter dem Ohr getragen wird, wirklich gut verdecken kann – jedenfalls dann nicht, wenn man ziemlich dünnes Haar hat. Und genau das war bei mir der Fall.

Außerdem bin ich überzeugt davon, dass Menschen ihre Schwächen und ihre kleineren und größeren Makel nicht verstecken müssen. Wozu auch? Anderen Menschen fallen diese Schwächen oder Makel ohnehin früher oder später auf. Und wenn das passiert, wissen diese anderen Menschen, dass es einem anscheinend unangenehm ist, mit diesem Makel zu leben. Dadurch entsteht nicht selten eine angespannte Situation, bei der niemand weiß, wie man sich verhalten soll.

Den Makel ansprechen? Das ist gewagt. Einen Witz machen? Kommt sehr auf die Person und die Situation an. Ignorieren? Könnte auch als Desinteresse gewertet werden.

Meine Hörgeräte hätte ich in der Mittelstufe auch wirklich nur verstecken können, wenn ich meinen Kopf versteckt hätte. Alle wussten es, alle konnten die großen Geräte durch meine dünnen Haare sehen, und ich bin sicher, dass sich viele wunderten, warum ich überhaupt längere Haare trug und mir die bescheidene Mühe machte, etwas zu verstecken, das sich gar nicht verstecken ließ und das ich nicht einmal verstecken wollte.

Der Pferdeschwanz machte die Situation nicht besser. Die Haare hatte ich nun so zusammengebunden, dass sie auf meinen Ohren auflagen. Die Hörgeräte waren dadurch zwar einigermaßen verdeckt, der Verbindungsschlauch und die Ohrpassstücke waren allerdings nach wie vor deutlich sichtbar. Die Frisur sah nicht nur ganz fürchterlich an mir aus, sie erfüllte sogar nicht einmal den ihr zugedachten Zweck. Ich bin fassungslos darüber, wie lange ich so herumlief, und ringe nach einer Erklärung.

»Es sind doch nur Haare«, könnte man jetzt vielleicht denken. Oder: »Niemand ist mit seinem Aussehen als Teenager zufrieden.« Das Problem ist nicht unbedingt, dass ich so selten dämlich aussah – darüber bin ich längst hinweg –, sondern vielmehr, wie es dazu kam.

Vielleicht war es für meine Mutter einfach der nächste logische Schritt. Sie hatte sich bemüht, mir im Kartenspiel des Lebens ein einigermaßen faires Blatt zuzuteilen. Ich war mit Hörgeräten ausgestattet worden und wurde von einem Logopäden behandelt, um richtig sprechen zu lernen. Vermutlich wollte sie nicht, dass ich Nachteile aufgrund meiner Hörschwäche hatte oder mich in meinem Alltag dafür erklären oder besonders beweisen musste. Doch wie heißt es so schön? »Das Gegenteil von gut ist gut gemeint.«

Vielleicht war ihre Vorgabe, dass ich meine Haare lang tragen sollte, nur der Versuch, mich vor etwas zu schützen, vor dem ich gar nicht hätte geschützt werden müssen. Vielleicht wollte sie meine Hörgeräte einfach nur so abdecken, wie man beim Schminken einen Pickel abdeckt. Genauso wie ein Pickel nach dem Schminken in seinen Konturen meistens doch sichtbar ist, bleiben auch die Hörgeräte sichtbar, selbst wenn man für das Gehäuse eine Farbe ausgewählt hat, die einigermaßen dem eigenen Hautton entspricht, oder versucht, die Geräte krampfhaft mit seinen Haaren zu verdecken. Pickel verschwinden wieder. Hörgeräte bleiben. Ein Leben lang.

Einem Kind zu vermitteln, seine vermeintlichen körperlichen Makel zu verstecken, finde ich zumindest bedenklich, und es lohnt sich gewiss, ein wenig länger darüber nachzudenken, bevor man als Elternteil zu solchen Maßnahmen greift. Ich bin kein Psychologe. Sicher bin ich aber, dass ich mir keine Situation vorstellen kann, in der ich zu meiner Tochter oder meinem Sohn sagen würde: »Also das sieht jetzt komisch aus an dir. Lass das lieber mal verstecken.«

Sollten wir unseren Kindern nicht stattdessen beibringen, selbstbewusst zu sein, zu ihren vermeintlichen Makeln zu stehen und sie verbal so auszurüsten, dass sie in der Lage sind, auf eventuelle Anfeindungen oder dumme Sprüche zu reagieren? Ich denke nicht, dass man sein Leben so führen kann, dass man niemals Anfeindungen oder dumme Sprüche zu hören bekommt. Sie kommen so oder so. Nicht nur bei Menschen mit körperlichen Behinderungen, sondern bei allen Menschen. Doch wer wäre besser darauf vorbereitet, diesen Anfeindungen zu entgegnen? Das Kind, das eingeschüchtert ist und gelernt hat, einen Teil von sich zu verstecken, oder das Kind, das unfreundlichen und rücksichtslosen Menschen selbstbewusst entgegentritt?

Ich will gar nicht zu viel in meine damalige Frisur hineininterpretieren, aber für mich steht sie für eine Auffassung, die ich völlig falsch finde und die ich erst nach und nach zurückweisen konnte. Heute erinnert mich noch mein Führerscheinfoto an diese hässliche Frisur und an alles, wofür sie in meinen Augen steht.

Ich bin ungefähr 1,90 Meter groß und ziemlich schlaksig. Mit dem Pferdeschwanz sah ich aus wie diese Volksfestfiguren, die unkontrolliert mit ihrem Körper und ihren Armen wackeln, weil von unten schubweise Kompressionsluft hineingeblasen wird. Von der achten bis zur zwölften Klasse verfügte ich über etwa so viel Rückgrat wie diese Figuren – nämlich gar keines. Dort, wo sich mein

Selbstbewusstsein hätte entfalten sollen, war nicht viel mehr als heiße Luft. Zumindest fühlte ich mich so. Dem gequälten Lächeln auf meinem Führerscheinfoto sieht man das immer noch an.

Erst kurz nach meinem achtzehnten Geburtstag konnte ich mich von diesem vergifteten Gedanken, meine Hörgeräte verstecken zu müssen, freimachen und habe meine Haare abgeschnitten. Richtig kurz waren sie zwar auch danach nicht, aber ich fühlte mich zum ersten Mal seit Jahren richtig wohl.

Ich möchte gegenüber meinen Eltern weder undankbar noch unverschämt erscheinen. Wie alle Menschen haben auch meine Eltern die Mittel und Werkzeuge genutzt, die sie zur Verfügung hatten, um ihr eigenes Leben zu gestalten und ihren Kindern eine gute Ausgangsbasis für deren Leben zu geben. Es ist auch schlicht unmöglich, alles richtig zu machen, besonders dann, wenn man nur einen einzigen Versuch hat und auf keinerlei Erfahrungswerte zurückgreifen kann. Eltern sind sich ihrer Verantwortung und der Konsequenzen, die ihre Handlungen für ihre Kinder haben, vermutlich weitestgehend bewusst. Dennoch möchte ich darauf aufmerksam machen, dass es sich immer dann, wenn man nur einen Versuch hat, ganz besonders lohnt, Einsatz zu zeigen.

Dabei ist es eigentlich egal, ob wir ein Haus bauen, einen Berufsweg einschlagen oder ein Kind erziehen. Hier werden Fehler kaum verziehen, und wir sollten uns umso mehr anstrengen, sie zu vermeiden. Wenn Sie selbst Eltern eines Kindes sind, das eine Hörschwäche hat, dann lehren Sie bitte Offenheit statt Verstecken und Selbstbewusstsein statt Schüchternheit. Und bevor Sie das tun, hören Sie bitte nicht nur auf mich und die Zeilen in diesem Buch.

Informieren Sie sich, treffen Sie eigene Schlussfolgerungen und handeln Sie entsprechend. Nein, Sie brauchen sich nicht verrückt zu machen. Aber genauso wenig, wie Sie ein Haus »aus dem Bauch heraus« bauen und sich über beide Ohren verschulden würden, sollten Sie Teile der Erziehung eines Kindes nicht »aus dem Bauch heraus« gestalten. Das geht besser.

ZIEHEN SIE DIE HÖRGERÄTE
MAL AUS

Bis heute verstehe ich nicht, warum Männer und Frauen zum Friseur gehen, »um sich verwöhnen zu lassen«. Auf meine fragenden Blicke hin geraten Männer fast ebenso wie Frauen regelrecht ins Schwärmen: Man könne sich etwas Gutes tun, sich gehen lassen, danach sei man frisch und fühle sich wie ein neuer Mensch, das sei doch Entspannung pur.

Von wegen Entspannung! Ich war schon immer der Auffassung, dass diese Friseursalon-Genussmenschen ein Schräubchen locker haben. Ich käme jedenfalls niemals auf die Idee, einen Friseurtermin mit einer entspannten Massage oder einem gemütlichen Raclette-Abend zu verwechseln. Einen Besuch bei Friseur*innen empfinde ich als ungefähr genauso angenehm wie einen Termin zum Blutabnehmen. Es muss ab und zu mal sein, aber ich bin jedes Mal froh, wenn es vorbei ist.

Doch warum ist das so? Obwohl ein Friseurbesuch nun wirklich keine komplizierte Sache ist, stellt er mich jedes Mal vor eine kleine Herausforderung. Das liegt natürlich vor allem daran, dass ich meine Hörgeräte zum Waschen und Haareschneiden ausziehen muss. Ich mag diese Situationen ohnehin nicht besonders, weil ich mich dann häufig schutzlos fühle. Wesentlich wohler ist mir, wenn ich meine Umgebung mit allen Sinnen wahrnehmen kann. Mit nackten Ohren auf dem Frisierstuhl zu sitzen, ist an sich schon nicht besonders schön, wäre aber noch zu ertragen, wenn es nicht diese Unart von so ziemlich allen Friseur*innen gäbe, unablässig zu quatschen. Vielleicht handelt es sich auch weniger um eine Unart als vielmehr um eine Art brancheneigenes Gebot: »Du sollst ohne Punkt, Komma und Pause mit deinen Kund*innen reden, während du ihnen mit Kamm und Schere die Haare stutzt.«

So oder so ähnlich könnte es wohl lauten. Ich stelle mir oft vor, dass alle Auszubildenden dieser Branche jeden Morgen mit der Hand auf dem Herz vor dem Spiegel stehen und dabei das Gebot dreimal lautstark wiederholen.

Selbst wenn ich keine Hörgeräte hätte, würde ich lieber schweigen wollen, als mich mit Friseur*innen über belanglosen Blödsinn unterhalten zu müssen. Ich will meine Ruhe haben, während man mir die Haare schneidet, ich will auch nicht genießen, ich will mich nicht entspannen und ich will mich danach auch nicht wie ein neuer Mensch fühlen. Ich will nur, dass wir einander anschweigen und es schnell wieder vorbei ist. Da kann ich doch nun wirklich nicht der Einzige sein.

Ich weise Friseur*innen immer auf meine Hörgeräte hin, ich ziehe sie vor ihren Augen aus und ich sage ihnen sehr deutlich, dass ich sie ohne meine Hörgeräte kaum noch verstehen kann. Leider scheinen die meisten ihre jahrelang antrainierten Gewohnheiten, sämtliche Kund*innen zu Tode quatschen zu wollen, nicht ablegen zu können. Viele plappern einfach munter drauflos, erzählen mir von dem schönen Wetter draußen, berichten von ihren erfolgreichen oder gescheiterten Beziehungen oder fragen mich in aller Seelenruhe, was ich am Wochenende denn so vorhabe. Natürlich verstehe ich, dass sie alle nur freundlich sein und eine angenehme und vertraute Atmosphäre schaffen wollen. Für mich wäre es aber viel vertrauter, angenehmer und freundlicher, wenn wir nicht reden würden. Von dem Moment an, in dem ich auf dem Stuhl Platz nehme, bis zu dem Moment, wo mir jemand einen von diesen runden Spiegeln hinter den Kopf hält und auffordernd nickt, damit ich das Schnittwerk auch von hinten betrachten kann, bin ich angespannt. Ich versuche, auf Gespräche vorbereitet zu sein, versuche mich auf die Lippenbewegungen zu konzentrieren und aus den vielen schnellen Sätzen einzelne Wörter herauszuhören.

Manchmal gelingt es mir und ich kann mich mit bedeutungslosen Phrasen durch ein Gespräch retten. »Das Wetter in Deutschland ist immer so wechselhaft«, oder »Ja, was will man auch anderes machen«, oder »Es muss ja, nicht wahr«? Innerlich köchle ich vor Wut, will aber auch nicht erneut darauf hinweisen, dass ich von dem Redeschwall, der sich über mich ergießt, kaum etwas verstehen kann. Natürlich könnte ich das machen. Natürlich könnte ich sie fragen, ob sie noch alle Tassen im Schrank haben und nicht einfach mal die Klappe halten können, aber ich will auch nicht unfreundlich wirken. Also sitze ich da, beobachte weiter die Lippenbewegungen und freue mich über jedes Haar, das abgeschnitten wird und auf meinen Umhang fällt. Je mehr es sind, desto weniger lange muss ich noch dasitzen und die Situation ertragen.

Ich will natürlich auch darauf hinweisen, dass längst nicht alle Friseur*innen unablässig quatschen und dafür sorgen, dass ich mich unwohl fühle. Viele sind sehr nett und sehr viele verstehen meistens nach meinem dritten oder vierten Besuch, dass ich sie kaum verstehen kann, wenn ich meine Hörgeräte nicht trage. Trotzdem gehört es für mich zu einem der größten Rätsel unserer Zeit, dass diese Berufsgruppe so unglaublich lange braucht, um sich auf jemanden einzustellen, der Hörgeräte trägt.

AM LIMIT

Als ich in meinem Sitz Platz nahm, hatte ich plötzlich
ein mulmiges Gefühl in der Magengrube. Die Form
der Sitzschale erinnerte eher an einen Sportwagen als an die
wenig ergonomischen Sitze, die ich von anderen Achterbahnen kannte. Der Bügel befand sich beim Einsteigen
oberhalb meines Kopfes und wurde vom Achterbahn-
Personal heruntergedrückt, sodass er sich über meinen
Schultern und vor meinem Bauch schloss. Zusätzlich
wurde der Bügel mit einem kleinen Gurt – ähnlich einem
Autogurt – zwischen meinen Beinen mit der Sitzschale
verbunden. Meine Beine baumelten frei in der Luft und
ich ahnte, dass diese Fahrt anders sein würde als andere
Achterbahnfahrten.

Klar, Achterbahnfahren macht Spaß und im Gegensatz
zu Besuchen im Frisiersalon kann ich hier die Freude auch
nachvollziehen. Meine eigene Freude fürs Achterbahnfahren kann auch damit zusammenhängen, dass meine
Eltern bis zu meinem vierzehnten Lebensjahr jedes Jahr mit
dem Auto an die Ostsee in den Urlaub fuhren. Auch wenn
unsere Ferienwohnung meistens direkt in Strandnähe war,
schleppten meine Eltern uns zu unzähligen Ausflügen in
die umliegenden Städte. Als Kind und junger Teenager
waren ewig lange Ausflüge nach Kiel, Lübeck und Trave-
münde nicht besonders spannend, oder höchstens dann,
wenn es große Schiffe zu sehen gab. Umso spannender
waren allerdings die beiden Ausflüge in die Freizeitparks,
die jeden Sommer auf dem Plan standen. Der Hansa-Park

lag gewissermaßen direkt um die Ecke und für den Besuch im Heide-Park fuhren wir jedes Jahr ein ganzes Stück mit dem Auto.

Ich mochte den Heide-Park etwas lieber, weil er die tolleren Achterbahnen hatte. Irgendwelche Gondeln, die langsam über einen See schipperten, oder diese öden Eisenbahnen, die sich durch den ganzen Park zogen, konnten mich nicht vom Hocker reißen. Es durfte gern wild sein!

Es gibt ja Menschen, die Achterbahnen nicht besonders gut vertragen, denen danach übel ist und die sich sogar übergeben müssen. Ich hatte damit keine Probleme. Vielleicht lag es daran, dass ich das Achterbahnfahren seit meiner Kindheit gewohnt war. Meine Eltern haben schon immer gern Freizeitparks besucht, und sobald ich das richtige Alter oder die richtige Körpergröße erreicht hatte, um mit einer Achterbahn fahren zu dürfen, tat ich das auch.

Ein Problem mit meinen Hörgeräten hatte ich dabei nie. Außer einmal.

Im Heide-Park wurde 1999 die »Limit«[1] eröffnet. Eine ganz besondere Achterbahn, die auf der Homepage des Parks als »Hängeloopingbahn« bezeichnet wird und sich dadurch auszeichnet, dass zwei Personen nebeneinander jeweils auf einem kleinen Sitz Platz nehmen und mit den Füßen frei in der Luft schweben. Die Schienen der Achterbahn verlaufen – im Gegensatz zu den meisten anderen Achterbahnen – nicht unter den Füßen der Passagiere, sondern über ihren Köpfen. Man hängt also in der Bahn. In Deutschland gab es, jedenfalls in meiner Erinnerung, Ende der 1990er-Jahre kaum eine Achterbahn, die ähnlich spektakulär war wie die Limit im Heide-Park.

---

[1] Die Limit wurde 2023 in »Toxic Garden« umbenannt.

Auch wenn die Kinder und Teenager von heute über die Achterbahn nur müde lächeln würden, war sie für mich damals der Maßstab, nach dem ich alle anderen Achterbahnen bewertete. Vom höchsten Punkt der Bahn ging es rasant hinab in ein undurchschaubares Netz aus Loopings, Schrauben und Steilkurven. Die Achterbahn fühlte sich auch anders an als alles, was ich davor kennengelernt hatte. Durch die frei schwebenden Füße fehlte ein kleines bisschen von der eingebildeten Sicherheit, die man bei einer geschlossenen Achterbahn hat. Und dadurch, dass die Loopings, Schrauben und anderen Fahrelemente nicht innen, sondern außen abgefahren wurden, hatte man eher das Gefühl zu fliegen, anstatt zu fahren.

Da wir jedes Jahr in den Heide-Park fuhren, vermute ich, dass diese erste Fahrt mit der Limit auch direkt in ihrem Eröffnungsjahr stattfand. Ich muss also 14 Jahre alt gewesen sein und ich gestehe, dass ich sehr großen Respekt vor der Achterbahn hatte. Seitdem bin ich sicherlich einige Dutzend Male mit dieser Achterbahn gefahren und hatte dabei sehr viel Spaß. Doch bei meiner allerersten Fahrt hatte ich einfach nur Pech.

Ich weiß nicht genau, wie groß man sein muss, um mit der Limit fahren zu dürfen, ich weiß aber, dass ich mit meinen 14 Jahren groß genug und auch alt genug war, um nicht wieder weggeschickt zu werden. Natürlich kannte ich es, dass das Personal mich oder meinen Bruder oder uns beide kurz vor dem Einstieg wieder wegschickte. Doch die Versuchung, es doch am Personal vorbeizuschaffen und mitfahren zu können, war einfach zu groß. Gerade die Altersangabe sahen wir eher als eine sportliche Herausforderung und nicht als strenge Vorgabe an. Und auch unsere Eltern drückten häufig ein Auge zu. Wenn wir für ein Fahrgeschäft die vorgegebene Körpergröße erreicht hatten, aber das Mindestalter um ein oder zwei Jahre verfehlten, stellten wir uns trotzdem an und mogelten uns auf die Bahnen. Bei der Limit war das jedoch nicht so. Ich war alt und groß genug, um mitfahren zu dürfen. Aber ich war aufgeregt. Und wie.

Als ich nun in diesem ungewohnt sportlich aussehenden Achterbahnsitz saß, spürte ich, wie die Aufregung sich wie ein Feuer in meinem Körper ausbreitete. Bestimmt war ich ganz rot im Gesicht. Nervös schaute ich mich um und beobachtete genau, was die Mitarbeiter*innen des Parks taten. Dass zwischen meinen Schultern und dem Sicherheitsbügel darüber ein paar Zentimeter Platz war, bemerkte ich zwar, fand es aber nicht weiter schlimm. Erstens gab es auch Erwachsene, die mit der Achterbahn fahren durften und die kleiner waren als ich, und zweitens wusste ich als erfahrener Freizeitparkbesucher, dass es eigentlich unmöglich ist, aus einem Achterbahnsitz herauszufallen. Trotzdem umklammerte ich den Sicherheitsbügel. Dann ging es los.

Natürlich fiel ich während meiner ersten Fahrt mit der Limit nicht aus meinem Sitz. Aber ich erinnere mich daran, dass ich sofort während der ersten Kurve mit meinem Ohr – ich glaube, es war das linke – mit voller Wucht gegen den Sicherheitsbügel knallte. Natürlich darf man bei einer Achterbahnfahrt erwarten, ordentlich durchgeschüttelt zu werden, aber da ich die Bahn noch nicht kannte und einfach zu klein und zu schmächtig war, um meinen Sitz ordentlich auszufüllen, trafen mich die Abfahrten, Kurven, Schrauben und Loopings besonders hart. Da meine Beine frei in der Luft schwebten, konnte ich mich auch nicht am Boden abstützen und meine Schultern gegen den Bügel pressen, um die Erschütterungen abzufangen.

Doch solche Überlegungen spielten jetzt ohnehin keine Rolle mehr. Mein Ohr brannte vor Schmerzen. Durch den seitlichen Aufprall wurde mein Hörgerät plötzlich und sehr fest gegen meinen Kopf gedrückt. Viel schlimmer aber war, dass sich das Gerät aus irgendeinem Grund gelöst hatte und ich es nicht wiederfinden konnte. Mit großen Schmerzen an meiner linken Schläfe und der Angst, dass mein Hörgerät unauffindbar in die unter mir vorbeirauschenden Büsche abgestürzt war, ließ ich die restliche Achterbahnfahrt über mich ergehen. Ich versuchte, mich mit aller Kraft nach links in die Sitzschale und gegen den Sicherheitsbügel zu drücken. Wenn das Hörgerät nicht auf den Boden gefallen war, musste es irgendwo auf meiner linken Schulter – oder jedenfalls auf der linken Seite – liegen, und in diesem Fall wollte ich es mit meinem Körper so abdecken, dass es hoffentlich bis zum Ende der Fahrt nicht herunterfiel. Gar nicht so einfach, wenn man von einer Schraube in die nächste gezwirbelt wird.

Die Limit raste unaufhörlich an ihren Schienen entlang. Loopings und Schrauben verdrehten meine äußere Welt, während sich meine Gedanken nur um mein Hörgerät drehten. Ich wusste, dass die Geräte sehr teuer waren. Ich wusste, dass ich kein Ersatzgerät hatte, dass sie nicht versichert waren und es ein riesiges Desaster wäre, wenn ich mein linkes Hörgerät verlieren würde.

Ich wäre am Boden zerstört, weil ich nicht mehr so gut hören könnte, meine Eltern wären am Boden zerstört, weil sie sich um mich sorgen würden und die finanzielle Belastung tragen müssten. Und mein Bruder wäre wohl am Boden zerstört, weil der Urlaub gelaufen wäre. Ich hoffte inständig, dass mein Hörgerät nicht am Boden zerstört war.

Als die Bahn in den Ein- und Ausstiegsbereich eingerollt war, konnte ich mich nur langsam aus meiner verkrampften Haltung lösen, die einzig darauf ausgerichtet war, meinen Körper gegen die linke Seite der Sitzschale zu pressen und mein Hörgerät zu schützen, wobei ich noch nicht einmal sicher war, dass es sich dort überhaupt befand. Ich tastete mit meinen Händen hoffnungsvoll die Falten und Wölbungen meiner Kleidung ab und war überrascht, dass ich das Hörgerät auf meiner linken Seite ungefähr auf Hüfthöhe fand. Zwar brannte meine linke Schläfe immer noch von dem Schmerz, den der Aufprall gegen den Sicherheitsbügel verursacht hatte, aber ich war auch heilfroh, dass ich mein Hörgerät wiedergefunden hatte.

Ich glaube übrigens nicht, dass meine Eltern oder mein Bruder damals etwas von meinen Qualen während der Achterbahnfahrt mitbekamen. Während der Fahrt waren sie verständlicherweise selbst mit Schreien, Rufen, Hände hochhalten und Spaß haben beschäftigt, und beim Aussteigen geht es sowieso immer nur darum, den eigenen Sitz einigermaßen flott zu verlassen, weil die nächsten Fahrgäste bereits auf das Einsteigen warten. Für mich war es kein Problem, in diesen langen Sekunden mein Hörgerät wiederzufinden und es einzusetzen. Die rote Stelle, die sich über meinem Ohr durch den Aufprall gebildet hatte, entdeckte ich etwas später in einem Spiegel auf der Toilette. Aber man musste schon sehr genau hinschauen, denn meine langen Haare verdeckten die roten Flecken erstaunlich gut.

Also beschloss ich, meinen Eltern nichts zu sagen. Ich wollte nicht, dass sie sich Gedanken machten, und vor allem wollte ich nicht, dass sie mir plötzlich das Achterbahnfahren verboten. Dafür hatte ich einfach viel zu viel Spaß daran.

Seit diesem Erlebnis achte ich bei Achterbahnen natürlich etwas mehr auf meine Umgebung und versuche meinen Körper so in den Sitz einzuspannen, dass ich mit meinen Ohren nicht gegen den Sicherheitsbügel schlagen kann. Die Fahrt mit der Limit 1999 ist nun etliche Jahre her und ich bin deutlich gewachsen, sodass sich das Problem für mich von selbst erledigt hat. Mittlerweile bin ich 1,90 m groß und muss nicht mehr befürchten, dass zwischen meinen Schultern und dem Sicherheitsbügel ein Freiraum bleibt. Ganz im Gegenteil muss ich mittlerweile bci manchen Bahnen sogar befürchten, zu groß zu sein.

Ich kann nur vermuten, dass dieses Buch auch – oder vielleicht sogar vor allem – von Menschen gelesen wird, die eine oder auch mehrere Bezugspersonen mit Hörgerät haben und sich eine Vorstellung davon machen möchten, wie es ist, mit Hörgeräten zu leben. An diese Menschen gerichtet: Bitte ziehen Sie aus dieser Geschichte nicht den Schluss, dass man mit Hörgeräten nicht mit Achterbahnen fahren sollte. Nehmen Sie für sich stattdessen mit, dass es eine ganze Reihe von alltäglichen und vor allem auch weniger alltäglichen Ereignissen gibt, bei denen Menschen, die Hörgeräte tragen, noch einmal besonders nachdenken sollten. Ich persönlich fände es aber schade, wenn dieses Nachdenken dazu führt, dass man als Mensch, der Hörgeräte trägt, auf bestimmte Tätigkeiten, die ja auch schöne Erlebnisse sind, verzichtet. Stattdessen hilft es, darüber zu reden, auf die Ohren zu achten, kreative Lösungen zu finden und das Leben dann bei voller (Achterbahn-)Fahrt zu genießen. Am Boden stehen und zugucken ist einfach nur öde, vor allem dann, wenn es nicht sein muss. Es ist übrigens auch möglich, Hörgeräte zu versichern. Sie vor einer wilden Achterbahnfahrt einfach auszuziehen, ginge natürlich auch. Vielleicht hilft es, ein kleines wasserdichtes Kästchen mitzunehmen, die Hörgeräte vor der Fahrt darin zu verstauen, die Dose oder das Kästchen in einer Jackentasche mit Reißverschluss aufzubewahren und nach der Fahrt einfach wieder anzulegen. Bei Wildwasserbahnen könnte diese Taktik auch hilfreich sein. Manchmal genügt es aber schon, eine Mütze oder ein Stirnband anzuziehen, um einen leichten Aufprall auf die Ohren abzumildern oder das Spritzwasser fernzuhalten. Das wasserdichte Käst-chen würde ich – wenn es geht – immer bei der Person belassen, die die Hörgeräte trägt, und nicht etwa von den Eltern verwahren lassen. Zumindest wäre mir das wichtig, weil ich als Hörgerätträger so meine Selbstständigkeit nicht verliere und jederzeit in meine Tasche greifen und die Hörgeräte herausnehmen kann. Wie gesagt: Meistens gibt es Lösungen, die eine Partizipation von Menschen mit Hörgeräten auch da ermöglichen, wo uns Bedenken, Angst oder Unsicherheit entgegenschlagen. Wir sollten uns stets bemühen, solche Lösungen zu finden. Ein tolles Erlebnis oder eine wertvolle Erfahrung wiegen mehr als Bedenken, Angst und Unsicherheiten.

LANGE SOMMER

Ich verbinde meine Teenagerjahre mit hochsommerlichen Freibadbesuchen oder langen Wochenenden am See. Vielleicht gilt das für viele Menschen. Es sind eben diese turbulenten Jahre, in denen man nicht mehr alles mit seinen Eltern unternehmen möchte und sich mit Fahrrad, Mofa, Roller oder später auch mit dem Auto immer größere Kreise eigener Freiheit erkämpft. Vielleicht liegt es daran, dass ich auf dem Land aufgewachsen bin, aber für mich ist diese Zeit eng daran geknüpft, das Freibad zu besuchen, im See zu planschen und Zeit mit meinen Freund*innen zu verbringen.

Ich habe diese Zeit wirklich sehr genossen. Rückblickend würde ich kaum etwas anders machen. Freiheit bedeutet für mich nicht, dass ich tun und lassen kann, was ich will, aber ich muss doch zugeben, dass ich etwas weniger tun konnte und ein klein wenig mehr zu »lassen« hatte als meine Freund*innen. Gerade die Besuche im Freibad oder die Nachmittage am See waren für mich herausfordernd und bis heute gibt es Aktivitäten, die für mich unkomplizierter sind und die ich daher bevorzuge.

So ein Freibadbesuch bringt für jeden Menschen einen gewissen logistischen Aufwand mit sich. Man braucht eine Badehose, ein Handtuch, vielleicht noch ein Paar Flip-Flops, etwas zu trinken, Sonnencreme, Pflegeartikel und noch ein oder zwei andere Sachen. Auch wenn das, was ich hier etwas umständlich als logistischen Aufwand bezeichne, für Jugendliche in der Regel problemlos zu bewältigen ist, musste ich immer noch ein kleines wasserdichtes Kästchen einpacken, in dem ich meine Hörgeräte sicher verstauen konnte.

Als Teenager mochte ich diese Besuche aber noch weniger als heute. Es ist einfach ein Unterschied, ob ich mit meiner Frau ins Freibad gehe oder – so wie es früher war – mit einer Horde von pubertierenden Teenagern, die überwiegend Unsinn im Kopf haben.

Das Problem fing meistens schon beim Betreten des Freibads an. Häufig befindet sich direkt nach dem Eingang ein Bereich mit Umkleidekabinen und winzig kleinen Schließfächern für Wertsachen. Hier galt es bereits, die erste Entscheidung zu treffen: Natürlich sind meine Hörgeräte eine Wertsache. Zum einen sind sie mir sehr lieb, weil ich auf sie angewiesen bin, und zum anderen sind sie sehr teuer. Doch wenn ich meine Hörgeräte gleich zu Beginn in einem dieser Schließfächer verstaue, höre ich natürlich kaum noch etwas.

An sich war das kein Problem und ich konnte mich glücklich schätzen, zu dieser Zeit sehr tolle Freund*innen zu haben. Aber den weiten Weg zur Liegewiese ohne Hörgeräte zurückzulegen und an den Gesprächen nicht teilnehmen zu können, war einfach nur doof. Und damit war es nicht getan. Natürlich hörte ich dann auch kaum etwas, wenn die Handtücher auf der Wiese ausgebreitet wurden, einer meiner Kumpels einen Fußball auspackte oder die ersten Scherze und Neckereien anfingen.

In einem Schließfach in der Nähe des Eingangsbereichs waren meine Hörgeräte zwar vor Dieben, Wasser, schmieriger Sonnencreme und herumtollenden Teenagern geschützt, aber eben auch weit weg.

Also nahm ich sie immer mit. Auf dem Weg zur Liegewiese konnte ich meine Freund*innen verstehen, konnte
mit ihnen Blödsinn machen, wir konnten uns gegenseitig
schubsen, mit dem Fußball kicken oder ein rasendes Frisbee
aus der Luft angeln. Solange wir uns nur auf der Liegewiese
aufhielten, konnte ich mich so verhalten, als gäbe es das
Freibad, die einladenden Becken, die Wasserrutschen und
den Springturm gar nicht.

Natürlich blieben wir meistens nicht lange auf der Liegewiese. An den Tagen, an denen wir uns noch einigermaßen
verantwortungsvoll verhielten, schmierten wir uns schnell
mit Sonnencreme ein und rannten danach auf die Becken
zu. Da wir damals außer einem Haustürschlüssel und ein
paar Münzen keine Wertsachen dabeihatten – Smartphones
gab es noch nicht – wurden die eigenen Sachen mehr oder
minder rücksichtslos auf der Liegewiese zurückgelassen.
Die größte Gefahr bestand für die meisten von uns ohnehin
darin, dass irgendjemand sich einen Schabernack erlaubte
und die Wechselklamotten versteckte.

Ich wäre damals auch gern so ungezwungen gewesen wie
die anderen. Leider konnte ich nicht einfach losrennen,
unter der Dusche hindurchlaufen und mit Anlauf ins
Becken springen, um mir die erste Abmahnung unseres
schwerfälligen Bademeisters abzuholen. Meistens schaute
ich meinen Freund*innen hinterher, während ich noch auf
dem Handtuch saß, mir meine Hörgeräte aus den Ohren
pulte, um sie dann in dem wasserdichten Kästchen zu
verstauen. Das Kästchen selbst wickelte ich in mein T-Shirt
und versteckte es tief unten in meinem Rucksack. Wenn
ich mich dann auf dem Weg zum Becken machte, waren
meine Freund*innen schon längst dabei, sich gegenseitig
unter Wasser zu tunken oder Saltos von den Springböcken

zu schlagen. Ich sah mich meistens noch einmal zu meinem Liegeplatz um, wo mein Rucksack lag, und hoffte, dass ich alles noch genauso vorfinden würde, wenn ich wieder zurückkam.

Auch wenn es tatsächlich möglich ist, gebrauchte Hörgeräte ziemlich teuer im Internet zu verkaufen, machte ich mir um einen Diebstahl der Geräte im Freibad nie besonders viele Gedanken. Aber natürlich kann unbeabsichtigt ein sehr hoher Schaden passieren. Es brauchte nur jemand meinen Rucksack zu verstecken, mein T-Shirt an einen Baum zu hängen, das Kästchen zu verlieren oder den Rucksack ins Wasser zu werfen. Vielleicht kamen auch die Jungs aus der Parallelklasse, um uns zu ärgern. Vielleicht verwüsteten sie unseren Liegeplatz und hatten keine Ahnung, was sie dort alles durcheinanderbringen oder beschädigen könnten. Ich war jedenfalls immer beunruhigt. Nicht nur, dass ich meine Hörgeräte hätte suchen müssen, ich hätte während dieser Suche auch kaum etwas gehört.

Aus Filmen kennt man das Bild dieser einen Figur, der die Brille herunterfällt und die dann kaum noch etwas sehen kann. Meistens ist es ein Action- oder ein Horrorfilm. Die tragische Figur wirft sich augenblicklich zu Boden und versucht, mit ihren zittrigen Händen die Brille zu ertasten, doch dann tritt jemand anderes einfach darauf. Kurz darauf stirbt unsere tragische Figur einen grausamen Tod. So ähnlich würde ich mich wohl fühlen, wenn ich meine Hörgeräte suchen müsste. Ich kann zwar sehen, aber ich hätte große Schwierigkeiten, meine Umgebung wahrzunehmen. Natürlich würde ich im Freibad keinen grausamen Tod erleiden, aber es wäre unangenehm, peinlich und verletzend. Das reicht mir, um es nicht erleben zu wollen.

Doch ich will hier kein zu düsteres Bild malen. In den allermeisten Fällen ging während meiner Teenagerzeit alles gut. Entweder unterstützten mich meine Freund*innen, weil sie wussten, wann eine Grenze überschritten war, oder ich konnte mich selbst wehren. Mein Rucksack wurde zwar einmal an einen Baum auf der Liegewiese gehängt und ich musste meine Kletterkünste bemühen, um ihn wiederzubekommen, aber das machte mir nicht so viel aus.

Ganz im Gegenteil: Es zeigte mir, dass ich dazugehörte und dass meine Freund*innen zwar umsichtig waren, mich aber auch nicht wie ein rohes Ei behandelten. So wollte ich es doch auch.

Sobald ich nicht mehr an meine Hörgeräte dachte und selbst mit im Wasser war, gab es kaum noch Unterschiede zwischen ihnen und mir. In Hallenbädern kann ich im Wasser aus irgendeinem Grund – vielleicht liegt es am Druck oder an der reflektierenden Akustik – einigermaßen hören und in Freibädern wird ohnehin nicht geflüstert, sondern nur geschrien. Damit komme ich erstaunlich gut klar. Es ist im Gegenteil sogar so, dass ich, wenn ich meine Hörgeräte in einem Hallenbad wieder einsetze, den Lärm kaum ertragen kann. Nicht selten korrigiere ich dann die Lautstärke nach unten, wenn ich mich für ein paar Minuten auf eine Liege lege. Vielleicht mache ich das, weil ich mich ohne die Hörgeräte an einen gedämpften Lautstärkepegel gewöhnt habe. Sobald ich sie wieder einsetze, fühlt es sich an, als hätte man nach einer ausgelassenen Autofahrt am Abend vergessen, das Radio wieder etwas leiser zu drehen, und würde am nächsten Morgen um sechs Uhr früh auf dem Weg zur Arbeit von der schallernden Lautstärke überrascht, die so gar nicht zu der müden Stimmung passt, in der man sich gerade befindet. Dann erschrickt man, das

Herz setzt kurz aus, man dreht die Lautstärke zurück und ist nun noch schlechter gelaunt als ohnehin schon. Ja, so ähnlich fühlt es sich an.

Schwimmbäder waren jedoch nicht die einzigen Orte, an denen ich aufpassen musste. In der Region, in der ich aufgewachsen bin, gibt es auch einige Badeseen, die mich vor ähnliche Herausforderungen stellten. Im Nachhinein betrachtet war ein Nachmittag am See sogar um einiges anspruchsvoller als ein Nachmittag im Freibad. Im Freibad gab es wenigstens klare Regeln und sowohl einen Bademeister als auch andere Gäste, die mehr oder weniger stark auf die Einhaltung dieser Regeln pochten. Durch die anderen Gäste fand sogar so etwas wie soziale Kontrolle statt, der sich auch pubertierende Teenager nicht uneingeschränkt entziehen konnten. An einem See gab es das alles nicht.

Meistens suchten wir uns eine abgelegene Ecke an einem abgelegenen See aus. Wären dort andere Menschen gewesen – was meist nicht der Fall war –, dann hätte es sie nicht gekümmert, ob ein Teenager einen anderen Teenager mitsamt seinen Klamotten und Hörgeräten in den See warf und der Rucksack oder gar das Fahrrad gleich hinterherflogen. Mir passierte das alles nicht, aber ich weiß auch, dass ich meine Freund*innen manchmal etwas bremsen musste. Es fehlte oft nicht viel.

Heute passiert mir so etwas natürlich nicht mehr. Ich bin Ende Dreißig, gehe ohnehin nur sehr selten ins Freibad, und wenn, muss ich mir keine Gedanken mehr darum machen, ob jemand meine Hörgeräte versteckt oder mich unvorbereitet ins Wasser stößt. In solchen Dingen ist mein Leben ruhiger geworden und das bedaure ich kein bisschen.

Manchmal bedaure ich aber schon, dass ich nicht einfach ungezwungen ins Wasser springen kann. Dabei denke ich nicht unbedingt an die Frei- und Hallenbäder, sondern – ganz dem Alter entsprechend – eher an eine kleine Abkühlung während einer Wanderung. Vielleicht existiert diese Schranke aber auch überwiegend in meinem Kopf. Vielleicht bin ich übervorsichtig, weil ich weiß, dass ein kurzer Moment der Unachtsamkeit einen großen Schaden anrichten kann. Vielleicht stehe ich deshalb lieber mit Wanderschuhen auf festem Boden als barfuß im Meer. Vielleicht ist das alles aber auch ganz egal und es ist mein gutes Recht, ab und an die Dinge zu vermeiden, bei denen ich mich einfach nicht besonders wohl fühle.

DIE NÄCHSTE LINKS, BITTE

Es war der Tag der Führerscheinprüfung und ich war so aufgeregt wie noch nie zuvor in meinem Leben. Für viele Menschen – zumindest in westlich geprägten Gesellschaften – ist die Führerscheinprüfung die erste wirklich große Stresssituation, der wir ausgesetzt sind. Natürlich gibt es auch vorher ein paar Momente, in denen wir uns zusammenreißen müssen und nichts schiefgehen sollte, aber eigentlich verlaufen die ersten 18 Jahre ziemlich locker. Ein paar Referate, vielleicht eine kleine Rede bei einem Geburtstag oder eine mündliche Prüfung während der Ausbildung, aber das war es dann meistens auch schon mit Situationen, in denen wir echtes Lampenfieber empfinden. Ich habe aber Menschen nirgendwo so angespannt erlebt wie bei der Führerscheinprüfung. Vermutlich ist die Anspannung nur beim Hochzeitsantrag, der Trauung und der Geburt der eigenen Kinder ähnlich groß. Vielleicht auch noch beim Vorstellungsgespräch bei dem Wunschunternehmen, bei dem man schon immer arbeiten wollte, oder beim Kündigungsgespräch, wenn das Wunschunternehmen die gestellten Erwartungen doch nicht erfüllen konnte. Es gibt jedenfalls nicht viel, das mit der Führerscheinprüfung mithalten kann. Zumindest fühlt es sich mit 18 Jahren so an.

In meiner Jahrgangsstufe war es üblich, den Termin der Führerscheinprüfung geheim zu halten. Da wir in der Oberstufe waren und ohnehin einen recht lockeren Umgang mit den Anwesenheitspflichten in den verschiedenen Kursen pflegten, fiel es nicht weiter auf, wenn jemand mal nicht da war. Ich erinnere mich nur zu gut daran, dass häufig jemand durchgeschwitzt und völlig verausgabt zurück in die Schule kam und alle sofort wussten, dass sie oder er gerade die Prüfung absolviert hatte. Der Stress war groß, auch wenn ich das rückblickend nicht mehr so gut nachvollziehen kann. Aber so ein Führerschein war teuer, und bei der Prüfung durchzufallen, hätte weitere Kosten verursacht. Außerdem komme ich vom Land. Es gibt dort quasi keine führerscheinlosen Menschen: Man fährt einfach Auto, sobald man es darf, und zwar so lange, bis man körperlich nicht mehr dazu in der Lage ist. Ich habe noch nie verstanden, warum man seinen Führerschein ohne Überprüfung der körperlichen und geistigen Tauglichkeit bis an sein Lebensende behalten darf, aber das ist ein anderes Thema. Was ich sagen will: Da, wo ich herkomme, ist es ein wenig peinlich, durch die Prüfung zu fallen, und so sehr man auch versucht, den Prüfungstermin geheim zu halten, er sickert meistens doch durch.

Was hat das alles mit meiner Schwerhörigkeit und den Hörgeräten zu tun? Nun, ich spürte diesen Druck während der Prüfung natürlich auch. Nicht, dass ich ihn mir selbst hätte machen wollen, aber ich konnte mich nicht von den stressfördernden Einflüssen lösen. Außerdem empfand ich meine direkte Umgebung damals als höchst patriarchalisch eingestellt: Männer können Auto fahren und Männer fahren Auto! Mindestens seit dem Mittelalter, vielleicht schon seit der Steinzeit. Ich hätte sicherlich auf der nächsten Familienfeier eine Menge Spott über mich ergehen lassen müssen, wenn ich durch die praktische Führerscheinprüfung gefallen wäre. Wäre ich durch die theoretische Prüfung gefallen, hätten die meisten Leute wohl ein Auge zugedrückt. Aber bei der praktischen niemals! Dazu kommt, dass die Fahrstunden und die Prüfungen häufig so geplant waren, dass man an seinem 18. Geburtstag den Führerschein in den Händen hielt. Bei uns auf dem Land war es durchaus üblich, dass der Fahrlehrer – meines Wissens nach damals nur Männer – am Morgen des Ehrentags vorbeikam und das Dokument persönlich überreichte. Das Geburtstagskind konnte dann direkt mit dem eigenen Auto oder dem der Eltern die erste Fahrt in die Schule unternehmen. Hatte man also an seinem 18. Geburtstag keinen Führerschein, konnten sich alle anderen sehr leicht ausrechnen, dass man mindestens einmal durch die Prüfung gefallen war.

Es gab für mich also jede Menge gute Gründe, diese Prüfung zu bestehen. Zumindest hielt ich die Gründe damals für gut, heute kommen sie mir unglaublich kleingeistig vor und wirken fast schon befremdlich. Aber die Prüfung war ein Jetzt-zählt-es-Moment für mich und den wollte ich auf gar keinen Fall vermasseln.

Mein Fahrlehrer hatte mich glücklicherweise gut auf die Prüfung vorbereitet. Dabei hatte er mir nicht nur die Verkehrsregeln und das Autofahren beigebracht, sondern mir auch erklärt, wie die praktische Prüfung ablaufen würde. Er erklärte, dass er selbst während der Prüfung wie gewohnt auf dem Beifahrersitz Platz nehmen würde. Der Prüfer hingegen würde auf der Rückbank sitzen. Meine Aufgabe sei es, den Anweisungen des Prüfers zu folgen und dabei keine Fehler zu machen.

Bis heute versuche ich, mich im Vorfeld in Prüfungssituationen hineinzudenken und mir alles bildlich vorzustellen. Vom Referat über ein Bewerbungsgespräch bis hin zu einem Sporttest – es gibt nichts, was ich nicht vorher durch mein inneres Auge fließen lasse, bevor ich mich der Situation in der Realität stelle – zumindest dann, wenn mir die Prüfungssituation vorher bekannt ist.

Als ich mich in die Führerscheinprüfung hineindachte, fiel mir auf, dass der Aufbau einen gravierenden Fehler hatte: Ich musste den Anweisungen eines Mannes folgen, der hinter mir saß und über die Motor- und Windgeräusche des Autos hinweg mit mir redete, während ich meine ganze Konzentration dem Straßenverkehr widmen musste. Anfang der 2000er-Jahre waren die Mikrofone der Hörgeräte in der Regel nur nach vorne ausgerichtet, und ich hatte ziemliche Mühe, Gespräche von der Rückbank gut zu verstehen und gleichzeitig zu fahren. Das wusste ich, weil mein Fahrlehrer die Fahrstunden manchmal so aufbaute, dass ich eine andere Fahrschülerin zu Hause abholen und danach selbst nach Hause fahren musste. Die Fahrschülerin saß dann dort, wo auch der Prüfer während der Fahrprüfung sitzen würde, und natürlich unterhielten wir uns dann. Verstehen konnte ich in diesen Situationen aber nie besonders viel.

Kurz: Die Prüfungssituation war ganz und gar nicht nach meinem Geschmack und nicht an meinen Bedürfnissen ausgerichtet. Ich hatte das Gefühl, nicht nur die Hürde der eigentlichen Prüfung, sondern auch die Hürde des Prüfungsaufbaus überspringen zu müssen, und überlegte fieberhaft, wie ich die Situation für mich verbessern konnte.

Ich dachte daran, meinem Fahrlehrer Bescheid zu geben, in der Hoffnung, dass er für mich mit dem Prüfer sprach. Seltsamerweise kam ich nicht auf die Idee, direkt mit dem Prüfer zu sprechen. Zu meinem Fahrlehrer hatte ich aber über die Zeit hinweg Vertrauen gefasst. Der Prüfer – ich kannte ihn ja nicht mal – war für mich ein abstraktes und weit entferntes Wesen, vielleicht sogar mehr Maschine als Mensch, und ich hatte schon alleine deshalb wenig Lust, mit ihm zu sprechen. Natürlich wäre es leicht gewesen, ihn darum zu bitten, seine Anweisungen etwas lauter zu geben, aber ich hatte in meinem Kopf diese Hürde aufgebaut, die mir sagte, dass das nicht ginge. Dass das alles natürlich Quatsch ist und auch Fahrprüfer*innen Menschen sind, muss ich sicherlich nicht extra erläutern. Während ich diese Zeilen schreibe, bleibt mir nicht viel mehr, als mich über mich selbst zu wundern. Vielleicht war ich einfach nicht so weit, für mich und meine Rechte uneingeschränkt einzustehen oder einen adäquaten Umgang mit meiner Hörschwäche zu fordern. Hätte ich damals mit meinem Fahrlehrer oder dem Prüfer gesprochen – ich bin davon überzeugt, dass keiner von ihnen mir meinen bescheidenen Wunsch, nämlich etwas lauter und deutlicher zu sprechen, abgeschlagen hätte.

Stattdessen überlegte ich, wie ich meine Situation ohne ihre Hilfe verbessern konnte. Leider fiel mir nichts ein. Die Sitzordnung im Auto war vorgegeben, den Prüfer konnte ich mir nicht aussuchen und ich konnte ihm auch kein kleines Mikrofon in die Hand drücken, von dem aus seine Anweisungen direkt in meine Hörgeräte übertragen wurden, denn so eine Technik gab es damals noch nicht (oder sie war mir nicht bekannt). Das Einzige, was ich tun konnte, war das, was ich auch tatsächlich tat: Ich erhöhte die Lautstärke meiner Hörgeräte und verließ mich darauf, dass schon alles gut werden würde.

Am Tag der Prüfung war ich so aufgeregt wie noch nie zuvor in meinem Leben. Ich erinnere mich daran, dass die Prüfung auf einem Parkplatz vor einem großen Supermarkt anfing. Ich ging von meiner Schule aus direkt dorthin. Ich wollte bestehen, wollte alles richtig machen und mir jede erdenkliche Peinlichkeit ersparen. Zu spät am verabredeten Treffpunkt zu sein, wäre der erste Schritt in eine völlig falsche Richtung gewesen. Also war ich zu früh da. Viel zu früh. Bestimmt über eine halbe Stunde. Nach einer Ewigkeit kam mein Fahrlehrer und wir warteten gemeinsam auf den Prüfer.

Meinen Fahrlehrer mochte ich. Schon während der Fahrstunden senkte er meinen Stress dadurch, dass er ununterbrochen redete. Ohne Punkt und Komma. Er erzählte aus seinem Leben, analysierte die bundesdeutsche Politik, gab Witze zum Besten und gab dem großen Weltgeschehen einen Rahmen. Dabei versäumte er es nie, sich auch nach mir, meinen Vorstellungen, Hobbys und Gedanken zu erkundigen. Das alles half mir – und unzähligen Fahrschüler*innen vor und nach mir – dabei, den Stress zu vergessen und das Autofahren als etwas Selbstverständliches wahrzunehmen. Bis heute bin ich davon überzeugt, dass ich durch seine Geschichten und Ablenkungen hervorragend Autofahren gelernt habe.

Nur einmal, als es einen Wolkenbruch gab, wie ich ihn noch nie zuvor erlebt hatte, und die Wassermassen die Straßenmarkierungen unter sich begruben, hätte ich mir gewünscht, er hätte seinen Schnabel gehalten.

Das »Schau mal Nicolai, was für ein großer Blitz da hinten! Haste den gesehen?« half mir nicht weiter. Ich hatte ihn natürlich nicht gesehen. Eigentlich hatte ich gar nichts mehr gesehen, nicht einmal die Straße, auf der wir beide fuhren. Ich schob meinen Hintern auf dem Fahrersitz ganz nach vorne, umklammerte das Lenkrad mit beiden

Händen und schaute mit zusammengekniffenen Augen auf das, was ich für die Fahrbahn hielt. Ich fühlte mich wie ein Kapitän, der einen Fischkutter durch einen Nordseesturm manövriert, während neben mir mein erster Offizier den Schalk im Nacken sitzen hatte. Doch seine Art half mir dabei, den Stress zu reduzieren und mich gleichzeitig zu konzentrieren. An diesem Tag kamen wir sicher wieder nach Hause.

Als wir nun vor der Führerscheinprüfung zusammen auf dem Parkplatz standen und auf den Prüfer warteten, war mein Fahrlehrer wieder einmal voll in seinem Element. Zwar saß ich noch nicht hinter dem Steuer, aber er fing an, ohne Pause zu reden. Einige letzte Tipps für die Prüfung wechselten sich in Windeseile mit banalen Themen ab und es fiel mir zunehmend schwer, mich auf die Prüfung zu konzentrieren. Vielleicht sollte ich das aber auch gar nicht. Vielleicht wollte er mich wieder absichtlich ablenken. Vielleicht wollte er, dass ich mich auf mein Gefühl und meinen Instinkt verlasse statt auf mein Gehirn.

Plötzlich hörte ich aus diesem Wortschwall, der mich wie ein Schwarm lästiger Mücken umhüllte, einen Satz heraus: »Du, Nicolai, wir beide haben gleich übrigens einen lustigen Prüfer. Der hat so 'nen Tick: Der wiederholt seine Anweisungen immer!«

Mein Fahrlehrer lachte laut auf, während ich nachfragen musste: »Er wiederholt seine Anweisungen?«

»Ja«, bestätigte mein Fahrlehrer, »der sagt dann so: Die nächste Straße links«, nur um dann mit einem nachgeäfften, sonoren und langgezogenen Ton zu ergänzen: »l i n k s   b i t t e«.

Mein Tag war gerettet! Natürlich musste ich nun immer noch die Prüfung bestehen und ich sah auch keinen

Grund, meine Hörgeräte wieder auf normale Lautstärke herunterzuregulieren, aber ich musste mir keine Gedanken mehr darüber machen, ob ich die Anweisungen verstehen würde. Erstens konnte mein Fahrlehrer andere Menschen sehr gut imitieren, was mich auf die schöne sonore Stimme des Prüfers hoffen ließ, die ich wahrscheinlich gut verstehen würde, und zweitens würde es mir sicherlich gelingen, die Anweisungen zu verstehen, wenn ich sie zweimal hörte.

Der Prüfer war ein klein gewachsener Mann, der auf mich sehr distanziert und nicht besonders freundlich wirkte, eben eher Maschine als Mensch. Als wir uns nach einer kurzen Begrüßung ins Auto setzten und er mich aufforderte loszufahren, wusste ich, dass ich mich zu 100 Prozent aufs Fahren konzentrieren konnte.

»Bitte den Parkplatz nach rechts verlassen.« Kurze Pause. »N a c h   r e c h t s   v e r l a s s e n   b i t t e.«

Ich war wirklich erleichtert. Mein Fahrlehrer redete ununterbrochen, der Prüfer gab zwischendurch auf seine wunderbar komische Art die Fahranweisungen und ich bestand die Prüfung im ersten Versuch. So konnte ich mich in der Schule und auch auf der nächsten Familienfeier blicken lassen, ohne Schimpf und Schande über mich ergehen lassen zu müssen. Hätte ich mich damals aber getraut, vorher mit meinem Prüfer zu sprechen, und ihn darum gebeten, laut und deutlich zu sprechen, hätte ich mir einige Sorgen vor meiner Fahrprüfung sparen können. Ich hatte zugelassen, dass eine ohnehin schwierige Prüfungssituation unnötig schwieriger geworden war. Ich hatte mein Schamgefühl zu wichtig genommen und damit den Prüferfolg aufs Spiel gesetzt.

Zu behaupten, dass ich an genau diesem Tag beschlossen habe, nie wieder einen Prüfungserfolg aufgrund meiner

Hörschwäche zu riskieren, wäre glatt gelogen. So schnell kam mir die Erkenntnis dann doch nicht. Aber wie dämlich ist es bitte schön, eher in Kauf zu nehmen, durch eine Prüfung zu fallen, als um Hilfe zu bitten?

DOCH EIN MOBBINGOPFER

Meine Eltern merkten ziemlich früh, dass ich einigermaßen sportlich bin. Ich weiß nicht, ob es an meiner Hörschwäche liegt, aber ich hatte noch nie ein gutes Ohr für Musik. Selbst mit meinen Hörgeräten nicht. Ich habe Probleme, Liedtexte zu verstehen, und mein Taktgefühl hat den Namen nicht verdient. Da ist kein Gefühl. Nirgends. Das ist bis heute so geblieben: Wenn ich den Takt treffe, ist das Zufall. Selbst die urdeutsche Tugend des Bei-jedem-Musikstück-Mitklatschens beherrsche ich nicht. Gerate ich in eine der wenigen Situationen, in denen diese Tugend von mir verlangt wird, beobachte ich eine Person in meiner Nähe, die dieses Mitklatschen beherrscht, schaue ihr auf die Hände und klatsche einfach nach. Natürlich hätten meine Eltern gerade wegen dieses Unvermögens meine musikalische Seite fördern können, aber für sie stand fest: Ich sollte Sport treiben und mein Bruder war für die Musik zuständig.

Also machten sie sich auf die Suche nach einer geeigneten Sportart für mich. Selbstverständlich durfte ich mitentscheiden, aber meine Vorschläge sollten auch den Anforderungen meiner Eltern gerecht werden. Nach Möglichkeit sollte die Sportart nicht zu teuer sein, also fielen Golf, Segeln und Tennis schon einmal raus. Sie sollte nicht zu weit weg sein, weil meine Eltern mich zum Training fahren mussten, und die Sportart sollte mir zumindest so viel Spaß machen, dass ich ihr möglichst lange nachgehen würde. Das Wichtigste war aber, dass ich die

Sportart mit meinen Hörgeräten problemlos ausüben konnte.

Wenn man all diese Anforderungen berücksichtigt, bleibt erstaunlich wenig übrig. Fußball hätte ich gern gespielt, das war für meine Eltern aber wegen meiner Hörgeräte zu körperbetont. Abhalten konnten sie mich vom Fußballspielen allerdings nie, denn in meiner Freizeit verbrachte ich unzählige Stunden damit. Und mit meinen Kumpels zu kicken war sicher nicht gesitteter als bei offiziellen Fußballspielen mit Schiedsrichter*innen. Mit dem Wissen von heute behaupte ich: Vereinsfußball wäre möglich gewesen. Nur bei Kopfbällen hätte ich etwas aufpassen müssen. Da wäre es sicher vorgekommen, dass ich mal einen Ball nicht richtig getroffen hätte. Aber eigentlich köpft man nicht mit dem Ohr. Wenn doch, macht man definitiv etwas falsch.

In unserer Gegend gab es neben Fußballvereinen auch sehr viele Handballvereine. Obwohl ich hoch gewachsen war, hatte ich an Handball aber als Kind kein besonderes Interesse. Es wäre wegen der Hörgeräte ohnehin ausgeschieden, da Handball noch deutlich körperbetonter ist als Fußball. Basketballvereine gab es in der direkten Umgebung keine, also schied auch das aus. Karate oder Judo waren Anfang der 1990er angesagt, aber leider auch zu körperbetont. Als halbstarker Heranwachsender und Jacky-Chan-Fan beschloss ich zwar, mir selbst Kung-Fu beizubringen, aber außer einer Badezimmerlampe, die ich beim Schattenboxen aus Versehen – aber dennoch ziemlich gekonnt – zertrümmerte, habe ich keinerlei Erfolge vorzuweisen.

Nach einigem Überlegen kamen meine Eltern auf die Idee, dass Tischtennis die ideale Sportart für mich sei.

Die Idee ist nicht vom Himmel gefallen, sondern hat ziemlich viel mit meiner Cousine zu tun, die zu der Zeit in der ersten Bundesliga spielte. Aber tatsächlich erfüllte die Sportart auch alle Voraussetzungen: Sie war nicht zu teuer, nicht zu weit weg, sie könnte mir gefallen, ich würde sie lange ausüben können und Tischtennis ist kein bisschen körperbetont, also auch für einen Hörgerätträger wie mich bestens geeignet. Dass ich wenige Jahre später Zeuge wurde, wie eine Freundin bei einem Mix-Doppel einem Freund mit dem Tischtennisschläger aus Versehen die beiden oberen Schneidezähne ausschlug, relativiert meine vorherige Aussage natürlich ein wenig. Aber streng genommen war an dem Malheur auch kein anderer Körper schuld, sondern der Schläger. Also bleibe ich dabei: Tischtennis ist nicht körperbetont.

Als ich sieben Jahre alt war, brachten meine Eltern mich zu einem Probetraining. Ich kann mich daran erinnern, dass ich das Probetraining gar nicht so spannend fand. Als sich gerade keiner der Trainer um mich kümmern konnte, warf ich aus Langeweile sogar ein paar der Tischtennisbälle, die überall auf dem Boden verteilt lagen, in die Basketballkörbe. Zumindest versuchte ich es. Als ich mich dann jedoch entscheiden sollte, ob ich Tischtennis als Sportart ausprobieren wollte, sagte ich trotzdem sofort »Ja«. Ich mochte die Atmosphäre, die Turnhalle und den fairen Umgang untereinander. Man gab sich die Hand, klatschte sich ab, schwitzte, lachte und unterhielt sich. Es gefiel mir.

Später würde ich auch die Mischung aus Koordination, Ausdauer, Schnelligkeit und – aus meiner Sicht das Wichtigste – intelligentem Spielverhalten schätzen lernen. Es dauerte immerhin zehn Jahre, bis ich das Interesse an dem Sport verlor. Bis dahin hatte ich allerdings bescheidene

Erfolge. Ich trainierte zweimal in der Woche für meinen Verein, einmal in der Woche für die Rheinlandauswahl und am Wochenende hatte ich entweder Meisterschaftsspiele oder nahm an Turnieren teil. Wahrscheinlich hatten meine Eltern nicht damit gerechnet, dass ich den Sport einigermaßen energisch betreiben würde, und der Aufwand für die Fahrten war – entgegen der Erwartung meiner Eltern – dadurch trotzdem sehr hoch. Ich kann mich nicht daran erinnern, dass sie sich in meiner Gegenwart darüber beschwerten. Selbst später, als ich von einem anderen Verein, der weiter weg war, abgeworben wurde, brachten sie mich weiterhin zum Training.

Meine Hörgeräte haben mich an der Ausübung des Sports nie gehindert. Sie kamen weder bei meinem Team noch im Verein jemals zur Sprache.

Nur einmal, als ich an einem Tischtennisturnier teilnahm, spielten sie eine Rolle. Das Erlebnis gehört zu jenen, die sich mir so tief ins Gedächtnis gebrannt haben, dass ich es noch heute durch die Augen des kleinen Jungen, der ich damals war, nachempfinden kann.

Die Turniere waren meistens so aufgebaut, dass zunächst in kleinen Gruppen nach dem Prinzip jeder gegen jeden gespielt wurde. Mädchen gegen Mädchen und Jungen gegen Jungen. Die besten aus den jeweiligen Gruppen kamen in die KO-Runde, in der, je nach Größe des Turniers und Anzahl der Teilnehmenden, vom Achtelfinale bis zum Finale gespielt wurde. In den Pausen zwischen den Spielen schaute man entweder die Matches seiner eignen Vereinskamerad*innen an, analysierte seine nächsten Gegner*innen oder vertrödelte die Zeit auf der Tribüne. Kleinere Turniere dauerten in der Regel einen ganzen Tag, bei größeren Turnieren war es häufig sogar so, dass an einem

Samstag nur die Gruppenphase abgeschlossen werden konnte und die KO-Runde erst am Sonntag begann. Man hatte also genug Zeit, seine Gegner*innen in der eigenen Altersklasse ein bisschen besser kennenzulernen.

Ich hatte zu der Zeit die Angewohnheit, mit meinen Fingern meine Ohrpassstücke zu berühren, weil ich prüfen wollte, ob sie noch richtig saßen. Natürlich taten sie das immer, aber ich hatte eben diesen kleinen Tick entwickelt und konnte ihn mir nur schwer abgewöhnen. Als ich mich auf der Tribüne von meinem letzten Spiel erholte und darauf wartete, dass ich für die nächste Partie über das Hallen-mikrofon aufgerufen wurde, sah ich aus dem Augenwinkel meinen nächsten Gegner. Ich saß etwas weiter oben auf der Tribüne und er einige Stufen unter mir zu meiner linken Seite. Da die Tribünen in den großen Turnhallen ziemlich steil abfallen, ein riesiges Durcheinander an Sporttaschen, Kleidung und Ausrüstung herrschte und dazu noch jede Menge Spieler*innen, Trainer*innen, Großeltern und Eltern herumsaßen, konnte mich dieser Junge, der mein nächster Gegner sein würde, nicht sehen.

Ich schaute zu ihm herüber und sah, wie er mich vor seinen Freunden nachäffte, indem er die Finger immer wieder in seine Ohren steckte. Er lachte und animierte seine Freunde dazu, mit ihm zu lachen. Sie taten es auch. Es war beeindruckend zu sehen, wie er im Mittelpunkt stand und es ihm scheinbar mühelos gelang, sich im Kreis seiner vermeintlichen Freunde auf meine Kosten beliebt zu machen. Sicher rechnete er nicht damit, dass ich ihn sehen konnte, und wenn ich ehrlich zu mir bin, weiß ich nicht einmal, ob er mit seinen Gesten überhaupt mich meinte. Andererseits war mein Tick zu der Zeit ziemlich ausgeprägt und er mein nächster Gegner im Turnier. Wahrscheinlich wurde er gefragt, gegen wen er denn als nächstes spielen musste, und fühlte sich offenbar berufen, es den anderen Kindern pantomimisch mitzuteilen.

Ich war von diesem Moment, von dem, was ich gesehen hatte, so getroffen, dass ich mich nicht bewegen konnte. Wie gelähmt saß ich auf dieser riesigen Tribüne und fühlte mich unendlich einsam. Das, was dieser Junge dort tat, sah nicht gut aus. Es sah seltsam aus. Sich die Finger in die Ohren zu stecken, um damit den korrekten Sitz der Ohrpassstücke zu überprüfen? Das soll ich gewesen sein? Und dann wieder: Das war ich. Und dann noch: Anscheinend eigne ich mich dazu, dass sich andere über mich lustig machen.

Der andere Junge konnte mich nicht sehen und meine Mutter, die mit mir bei dem Turnier war, sah es auch nicht. Mein Trainer betreute gerade einen anderen Schützling bei einem Match. Niemand, der mir hätte helfen können, sah es. Nur ich.

Ich habe diese Geschichte weder an diesem Tag noch danach in meinem Leben irgendjemandem erzählt. Ich weiß noch, dass ich kurz die Augen schloss und mich schüttelte. Ganz so, als könnte das, was mir gerade passiert war, einfach wieder von mir abfallen. Danach nahm ich mir vor, mir diesen unnötigen Tick abzugewöhnen. Wie das Spiel gegen diesen Jungen ausgegangen ist, weiß ich nicht mehr. Aber mir gefällt der Gedanke, dass ich gewonnen habe.

Vielleicht ist es aufgrund meiner Erzählung nun einfach, diesen Jungen zu verurteilen. Immerhin hatte er sich über jemanden mit einer Behinderung lustig gemacht und natürlich würden wir reflexartig sagen: »So etwas macht man doch nicht!«

Außerdem war der Junge in einem Alter – vielleicht elf oder zwölf Jahre alt –, in dem er es besser hätte wissen können. Sein Verhalten will ich nicht verteidigen, dazu hat es mich zu sehr verletzt, aber ich stelle mir manchmal vor, dass dieser Junge vielleicht ein Außenseiter war, dass er es brauchte, sich in den Mittelpunkt zu stellen, es brauchte, für einen kurzen Moment lustig zu sein, und dass es ihm einfach guttat, einmal dazuzugehören.

Vielleicht war dieser Junge aber einfach nur ein saublöder Arsch. Rückblickend erinnert er mich an einen dieser extrovertierten Hampelmänner, die zu meiner Schulzeit ohne jegliche Kompetenzen zum Klassensprecher gewählt wurden, weil sie genügend Bewunderer hatten, die ihnen nur allzu gern folgen wollten. Wer er wirklich war und was seine Geschichte ist, weiß ich nicht. Ich weiß nur, dass ich dieses Erlebnis in der Sporthalle nicht vergessen habe.

BITTE NICHT KENTERN

Vor mir sah ich zwei Kanus, die auf dem Kopf im Wasser trieben. Ich sah die kleine Sandbank, ein paar Stromschnellen, ein paar Klamotten im Wasser und – ich traute meinen Augen kaum – meinen Vater, der seine liebe Mühe hatte, sein Kanu aufzurichten und den wegtreibenden Paddeln hinterherzuhechten.

Das Wasser der Lahn war nicht tief, es reichte bis zur Hüfte und die Stromschnellen waren auch eher Stromschnellchen. Doch unter den Sachen, die wegzuschwimmen drohten, waren nicht nur Paddel und Kleidungsstücke, sondern auch meine Hörgeräte. Sie befanden sich in einem von diesen kleinen, etwas billig wirkenden Kästchen, die dazu gedacht sind, Hörgeräte auf dem Nachtschränkchen neben dem Bett abzulegen. Wasserdicht waren sie nicht und für eine Kanufahrt waren sie völlig ungeeignet.

Als mein Vater das Kästchen ein paar Meter flussabwärts aus dem Wasser fischte, war das Innere völlig durchnässt und aus meinen Hörgeräten tropfte ein Teil der Lahn wieder zurück in die Stromschnellen. Wie lange sie im Fluss trieben, weiß niemand mehr, auch mein Vater nicht. Dazu passierte viel zu viel gleichzeitig.

Der Tag hatte gut angefangen. Ich war in der achten Klasse und meine Eltern hatten eine besondere Geburtstagsüberraschung für mich vorgesehen: Ich durfte einige meiner Freund*innen zu einer ausgiebigen Kanufahrt auf der Lahn einladen.

Die Lahn ist mit ihren gut 240 Kilometern zwar kein besonders langer und wasserreicher Fluss, aber ich finde, sie ist einer der schönsten. Auf ihrem Weg von der Quelle im Rothaargebirge bis zur Mündung in den Rhein streift sie eine ganze Reihe wunderbarer Städte wie Gießen, Wetzlar und Limburg.

Es war überhaupt nicht schwer, die Eltern der anderen Kinder von der Idee zu überzeugen, und ich bin noch heute erstaunt darüber, dass alle mitfahren durften. Doch Ende der 1990er in unserer ländlichen Gegend in Rheinland-Pfalz war ein Kanu-Geburtstag kein Problem, und so kam es, dass meine Eltern den Familien-Van und zwei andere Autos mit meinen Geburtstagsgästen und mir vollpackten und uns zur Lahn fuhren. Während mein Vater und mein Onkel uns in den Kanus begleiteten, sollten meine Mutter und meine Tante mit den Autos zum Zielort fahren und das Essen vorbereiten.

Als wir an der Anlegestelle ankamen, erhielten wir von den Mitarbeitenden des Kanuverleihs eine kurze Einweisung, sie drückten uns die Paddel in die Hand und überließen uns dem Wasser. Ich kann mich nicht daran erinnern, dass irgendjemand eine Schwimmweste trug, aber ich möchte wohlwollend annehmen, dass wir danach gefragt wurden und alle dankend ablehnten.

Ich kann mich jedoch sehr gut daran erinnern, dass mein Vater die Ansage machte, dass niemand ins Wasser springen sollte und die Kanus auch nicht absichtlich zum Kentern gebracht werden durften. Auf mich wirkte die Ansage plausibel. Zum einen waren nur zwei Erwachsene dabei, die eine kleine Schar von pubertierenden Teenagern unter Kontrolle halten mussten, zum anderen wollte es sich mein Vater sicher auch nicht mit den Eltern der anderen Kinder verscherzen. Die Tour war von Anfang an so geplant, dass alle sicher und trocken das Ziel erreichen sollten. Zwar gab es auf dem Weg dahin zwei Schleusen und ein paar kleinere Stromschnellen, aber die sollten eher für die nötige Spannung und Abwechslung sorgen. Niemand sollte im Fluss schwimmen.

So kam es auch, dass viele meiner Freunde – ich hatte nur ein Mädchen eingeladen – noch nicht einmal Badesachen trugen. Sie zogen einfach ihre T-Shirts aus, schmissen sie unbedacht an die Kopf- oder Stirnseite der Kanus und waren nur allzu gespannt darauf, endlich loszulegen. Auf diese wasserdichten Tonnen, die man für Wertsachen oder trockene Kleidung erhalten konnte, verzichteten wir ebenfalls. Aber die Lahn ist kein mächtiger und gefährlicher Strom, sondern ein wirklich schöner Mittelgebirgsfluss, der sich überwiegend durch Hessen und Rheinland-Pfalz schlängelt und gemächlich in den Rhein mündet.

Mein Vater und mein Onkel saßen jeweils mit zwei von meinen Freunden in einem Kanu. Wir anderen teilten uns auf die restlichen Kanus auf und mussten auf die Hilfe eines Erwachsenen verzichten. Bevor wir abfuhren, bat mein Vater mich, ihm meine Hörgeräte zu übergeben. Wir hatten während der ganzen Vorbereitung nicht darüber gesprochen, wo sich meine Hörgeräte während der Fahrt befinden sollten, und seine Bitte überraschte mich. Wahrscheinlich wollte er auf Nummer sicher gehen und ich konnte ihn verstehen.

Als ich meine Augen schnell über die anderen Jungs schweifen ließ, die mit den letzten Vorbereitungen beschäftigt waren, konnte ich den ein oder anderen aus- machen, dem die Vorgabe, dass wir alle trocken das Ziel erreichen sollten, herzlich egal war. Also gab ich meinem Vater die Hörgeräte und kletterte in mein Kanu.

Die Fahrt ging los und ich hatte das Glück, mit zwei Kumpels in einem Kanu zu sitzen, die ebenfalls einen Sinn dafür hatten, wie man paddelt und steuert. Einige Meter vor uns befand sich ein Kanu, in dem anscheinend noch nie jemand ein Paddel in der Hand gehalten hatte. Sie fuhren dafür mit größtmöglicher Zuverlässigkeit im Zick-Zack von einem Ufer zum anderen. Eigentlich hätte man sich für einen solchen Kurs durchaus anstrengen müssen, aber dem Kanu vor uns schien das mühelos zu gelingen. Naturtalente.

Mein Kanu hingegen kam gut voran und es machte wirklich Spaß. Einzig, dass ich nicht gut hören konnte, störte mich. Mit meiner eigenen Kanumannschaft konnte ich mich noch einigermaßen gut unterhalten, wir saßen nicht so weit auseinander und sprachen sehr laut, aber die Kommunikation zu den anderen Kanus war nicht möglich.

Schade, weil ich gern auch mit meinen anderen Freund*innen gesprochen hätte. Wir wollten uns gegenseitig Tipps zurufen, rückblickend viel zu peinliche Lieder aus den Charts anstimmen – die Raab-Entdeckung »Ö La Palöma« war gerade angesagt – oder uns zu kurzen Kanu-Sprints um die Wette auffordern. Ohne Hörgeräte war das einfach nicht so schön und nass werden war ja ohnehin nicht vorgesehen. Also hätte ich lieber etwas gehört. Meine Geburtstagsgäste zeigten aber Verständnis, wenngleich sie es sicherlich auch bevorzugt hätten, wenn ich sie verstanden hätte.

Wir hielten uns mit unserem Kanu etwas weiter hinten im Feld auf und ich staunte nicht schlecht, als ich bei der Einfahrt in eine Kurve zwei Kanus sah, die auf dem Kopf im Wasser trieben.

Wir paddelten schnell hin, um den Gekenterten zu helfen, aber auch, um uns über sie lustig zu machen. Es stellte sich heraus, dass zunächst nur ein Kanu gekentert war. Mein Vater wollte meinen Kumpels zur Hilfe eilen und lehnte sich anscheinend etwas zu weit zur Seite. Jedenfalls kippte er dabei selbst um und fiel mitsamt meinen Hörgeräten ins Wasser. Leider befanden sie sich nicht in einer von diesen kleinen wasserdichten Boxen, die man für ein paar Euro kaufen kann und die ich allen Hörgerätträger*innen ans Herz legen möchte.

Später am Tag erzählte er mir, dass er zuerst die Hörgeräte und danach meine ebenfalls ins Wasser gefallenen Kumpels »gerettet« hatte. Darauf schien er ein bisschen stolz zu sein. Vielleicht wollte er aber auch nur davon ablenken, dass er keine wasserdichte Box genutzt hatte, um sie zu verstauen.

Als ich ihn fragte, welchen Sinn es haben sollte, dass ich meine Hörgeräte ausziehen musste, er sie aber ungeschützt in seinem Kanu verstaute, antwortete er aus tiefster Überzeugung: »Ich hätte nie gedacht, dass mir das passiert.«

Glaube ich. Ist es aber. Wenigstens war es in einer noblen Situation, als er heldenhaft meine Gäste aus dem hüfttiefen Wasser retten wollte. Noch heute könnte ich mich über die ganze Situation kaputtlachen und die Kanufahrt ist in der ganzen Familie in guter Erinnerung geblieben.

Vorwürfe habe ich meinem Vater nie gemacht. Er war einfach überzeugt davon, dass die Hörgeräte bei ihm gut aufgehoben waren und er sie beschützen konnte. Auch wenn die Geräte in meinen Ohren vielleicht sicherer gewesen wären oder eine wasserdichte Box das Unheil hätte verhindern können, werte ich die Ereignisse trotzdem als »shit happens«. Das Leben lässt sich nun mal nicht vollständig kontrollieren.

Nachdem zumindest diese Situation wieder unter Kontrolle gebracht, alle Paddel eingefangen, alle Kleidungsstücke gefunden und meine Kumpels geborgen waren, gab mir mein Vater meine Hörgeräte zurück. Sie waren sowieso nass geworden und es gab nun auch keinen Grund mehr, besonders vorsichtig zu sein.

Ich setzte sie mir in die Ohren und musste mit wachem Schrecken feststellen, dass sie nicht mehr funktionierten! Eines gab gar kein Lebenszeichen mehr von sich und das andere verrichtete seine Arbeit nicht zuverlässig. Ich konnte damit zwar einigermaßen hören, aber es knisterte immer wieder in meinem Ohr. Ganz klar, auch das zweite Hörgerät hatte Wasser abbekommen. Doch es blieb keine Zeit, sich damit zu beschäftigen. Ich behielt beide Hörgeräte in den Ohren, ließ das Gerät, das gar nicht mehr funktionierte, ausgeschaltet und hörte so wenigstens noch ein bisschen. Das Knistern hin und wieder nervte zwar, aber ich war auch froh, wenigstens in unregelmäßigen Abständen überhaupt wieder etwas zu hören.

Die Kanutour war insgesamt 14 Kilometer lang. Zu ambitioniert für die eher unsportlicheren unter uns. Mein Vater fand die Strecke schön, und als er sie geplant hatte, war sie ihm sicher auch nicht so lange vorgekommen. Doch die Schleusen zu überwinden und eine Horde Teenager anzuführen, dauerte länger, als er es sich vorgestellt hatte. Auf den letzten Metern schwanden die Kräfte deutlich und einige meiner Freunde – die Jungs, die ich von Anfang an im Verdacht gehabt hatte – nutzten die letzte Verschnaufpause, um mit ihren Klamotten ins Wasser zu springen. Sie schwammen zu den anderen Kanus, ergriffen die Seite mit ihren Händen, gaben ein schelmisches »Kuck-Kuck« von sich und brachten sie zum Kentern.

Das Gesicht meines Vaters konnte ich in dem Moment nicht sehen, aber ich glaube, dass seine Anspannung einer puren Verzweiflung gewichen war. Als meine Freunde zu dem Kanu schwammen, in dem auch ich saß, verwies ich auf meine Hörgeräte. Wir handelten einen Deal aus: Ich verließ freiwillig das Kanu, damit ich kontrolliert schwimmen und meinen Kopf über Wasser halten konnte, und sie kenterten im Anschluss das Boot. Ich fand das nett. So war ich mit dabei und wurde nass, konnte meinen Hörgeräten aber einen weiteren Tauchgang ersparen.

Wir waren glücklicherweise fast am Ziel, wo meine Mutter und meine Tante mit dem Essen auf uns warteten. Wir krochen aus den Kanus, die von innen noch nass waren, und begaben uns auf die große Wiese des Campingplatzes. Es war Sommer, die Sonne brannte vom Himmel und unsere nasse Kleidung trocknete schnell. Nach der langen Fahrt galt unsere ganze Aufmerksamkeit ohnehin nur dem vorbereiteten Essen. Bis heute ist dieser Geburtstag der mit Abstand spektakulärste, den ich je gefeiert habe.

Die ganze Zeit hinweg wusste ich jedoch nicht, ob meine Hörgeräte kaputt waren. Ich machte mir große Sorgen – dieses Mal weniger, weil sie teuer waren, sondern vielmehr, weil ich auf sie angewiesen war. Würde ich neue brauchen und würden meine Eltern sich mit den Kosten herumschlagen müssen, so war ich zumindest nicht derjenige, dem sie ins Wasser gefallen waren.

Als meine Gäste wieder bei ihren Eltern abgeladen waren, fuhren wir nach Hause, legten das Hörgerät, das gar nicht mehr funktionierte, auf ein kleines Tuch und platzierten es auf der Heizung in der Küche. Wir drehten die Heizung auf und fingen an zu warten und zu hoffen. Obwohl ich mich nicht daran erinnern kann, bin ich mir sicher, dass

mein Vater sich von meiner Mutter einige Vorwürfe gefallen lassen musste.

Die Tage des Wartens waren für ihn wahrscheinlich
schlimmer als für mich. Ich hatte ja noch ein Hörgerät und
damit konnte ich es ein paar Tage einigermaßen aushalten.
Es knisterte zwar immer noch ab und zu, aber das Knistern
wurde von Tag zu Tag weniger. Ein gutes Zeichen, denn
wir vermuteten, dass das Knistern von der Feuchtigkeit in
dem Hörgerät kam und diese Feuchtigkeit nun nach und
nach aus dem Gerät verdunstete. Ob das Hörgerät auf der
Heizung jedoch jemals wieder quicklebendig vor sich hin
pfeifen würde, wussten wir nicht.

Ich ging immer wieder zu dem Hörgerät hin, setzte eine
Batterie ein und schaltete es ein. In den ersten Stunden tat
sich gar nichts. Nach einem Tag war für ein paar Sekunden
ein Pfeifton zu hören, bevor er wieder verstummte. Wir
gaben die Hoffnung aber nicht auf. Das Wasser musste
einfach verdunsten! Nach dem zweiten Tag wurde der
Pfeifton immer länger und am dritten oder vierten Tag
pfiff das Hörgerät ununterbrochen so fröhlich vor sich hin,
als wäre es nie in der Lahn tauchen gewesen.

An dieser Stelle möchte ich jedoch davor warnen, zu
glauben, dass eine bollernde Heizung ein adäquates
Mittel zum Trocknen von Hörgeräten ist. Nein, das
ist sie nicht, und nein, Hörgeräte vertragen auch kein
Wasser. Der Besuch bei meiner Akustikerin wäre definitiv
die richtige Entscheidung gewesen. Ende der 1990er-
Jahre waren Hörgeräte außerdem überwiegend analog
und nicht digital, so wie sie es heutzutage sind. Meine
Hörgeräte von damals hatten mehr Ähnlichkeit mit
einem Nokia 3310 als mit einem feinen und raffinierten
Technikprodukt.

Natürlich übertreibe ich jetzt, aber ein Nokia 3310 hätte man nach einem ausgiebigen Bad auf der Heizung bei uns in der Küche vielleicht auch wieder zum Leben erwecken können. Heutige Hörgeräte haben eher Ähnlichkeit mit einem modernen Smartphone und man tut gut daran, sie vom Wasser fernzuhalten. Ja, der Vergleich hinkt gewaltig, und ja, es gibt mittlerweile auch Smartphones, die wasserdicht sind. Dennoch schadet es nicht, Hörgeräte nicht mit Wasser in Verbindung zu bringen. Soweit ich weiß, gibt es auch noch keine komplett wasserdichten Hörgeräte. Zwar lassen sich die neueren Modelle auch in die verschiedenen IP-Schutzklassen einteilen, aber hundertprozentig wasserdicht sind sie nicht.

Mittlerweile löse ich es anders, wenn ich mit einem Schlauchboot oder einem Kanu unterwegs bin. Als ich einmal mit meiner Frau ein Kanu mietete, um damit die Ardèche in Südfrankreich unsicher zu machen, ließ ich meine Hörgeräte einfach in den Ohren. Ich bin zwar technisch kein besonders guter Schwimmer, aber ich bin groß und kann meinen Kopf mit kraftvollen Zügen auch dann noch über Wasser halten, wenn ich unvorbereitet umstürze. Noch einfacher ist es, wenn ich eine Schwimmweste trage. Dann ist es schon fast schwierig, mit den Ohren überhaupt unter Wasser zu geraten.

Natürlich bleibt ein Restrisiko und natürlich könnten sich alle unglücklichen Zufälle in einer einzigen Situation vereinen und mich mit kaputten Hörgeräten zurücklassen. Aber auf solch schöne Erlebnisse wie Kanufahren möchte ich nicht verzichten und ich bin bereit, ein gewisses Risiko einzugehen. Mittlerweile weiß ich aber auch ganz gut, was für mich funktioniert und was ich mir zutrauen kann, und was eben nicht.

AUSWECHSELSPIELER

Als ich in die 9. Klasse kam, wechselte ein junger Lehrer an unser Gymnasium, der sich vorgenommen hatte, eine (Jungen-) Handball-AG an unserer Schule zu gründen. Soweit ich weiß, ist Handball – mit einigem Abstand hinter Fußball – die Nummer zwei der Vereinssportarten in Deutschland. Zwar hatte ich mich früher nicht für Handball interessiert und meine Eltern hätten es mir wegen meiner Hörgeräte ohnehin nicht erlaubt, aber als ich bemerkte, dass viele meiner Freunde sich für die neu gegründete AG anmeldeten, wollte ich natürlich auch dabei sein. Meine Voraussetzungen waren gar nicht so schlecht: Ich war mittlerweile sehr hoch gewachsen, war hart im Nehmen und immer einer der sportlichsten in der Klasse. Zwar hatte ich im Gegensatz zu vielen meiner Klassenkameraden, die im Verein spielten, keine Handballerfahrung, aber ich war zuversichtlich, dass ich dieses Manko durch meine anderen Vorzüge ausgleichen konnte. Was die Hörgeräte anging, so hoffte ich einfach, dass ich mich aus Situationen, in denen gerissen, geschubst, gezerrt und gerempelt wurde, heraushalten konnte. Eine bescheidene Hoffnung, aber ich wollte dabei sein! Sport war einfach mein Ding und ich hätte es kaum ertragen, wenn ein großer Teil meiner Freunde irgendeine Form von Sport getrieben hätte, bei der ich nicht dabei sein konnte. Also nahm ich das Risiko auf mich.

Die gemeinsamen Trainingseinheiten liefen allesamt sehr gut und es machte auch richtig viel Spaß. Es war natürlich sehr überheblich von mir, zu glauben, dass ich ohne Weiteres mit Vereinssportlern würde mithalten können. Meine Wurftechnik ließ stark zu wünschen übrig und ich beherrschte das Stellungsspiel nicht einmal ansatzweise. Mit meiner Ausdauer, Schnelligkeit und Körpergröße konnte ich aber schnell von Abwehr auf Angriff umschalten und umgekehrt und den gegnerischen Spielern im Weg stehen. Leider tat ich Letzteres ab und zu auch bei meinen Mitspielern, aber die waren glücklicherweise nicht allzu böse darüber. Alles in allem war ich zwar längst nicht der beste Spieler auf dem Feld, aber ich konnte wenigstens einen Beitrag leisten und damit war ich fürs Erste zufrieden. Auch meine Hörgeräte überstanden die Trainingseinheiten.

Ich kann mich nicht mehr daran erinnern, warum wir gegen andere Schulen spielten. Ich weiß nicht mehr, ob wir mit unserer AG an einer Art Liga oder Meisterschaft teilnahmen oder ob die Spiele zwischen den Schulen eigenständig organisiert worden waren. Ich weiß nur noch, dass es insgesamt drei Spiele waren, von denen mir besonders das erste in Erinnerung geblieben ist.

Wir bekamen von unserer Schule eigene Trikots und fühlten uns als Mannschaft wahnsinnig cool. Aufgrund der vielen Spieler mit Vereinserfahrung fühlten wir uns vielleicht sogar ein bisschen zu cool und definitiv zu stark. Ich weiß noch, dass ich aufgeregt war. Immerhin war es mein erstes richtiges Handballspiel und es gab sogar Zuschauer. Warum es die überhaupt gab, weiß ich allerdings nicht mehr. Ich hatte der AG keine so große Bedeutung beigemessen und wunderte mich über den verhältnismäßig großen Rahmen, den das Spiel genoss.

Es ging los und ich stand von Beginn an auf dem Feld. Wir spielten uns den Ball gegenseitig locker zu und bewegten uns in Richtung des gegnerischen Kreises. Plötzlich: Ein Pfiff!

Ich versuchte, mich zu orientieren, schaute mich um und konnte nicht erkennen, warum abgepfiffen wurde. Meine Blicke suchten den Schiedsrichter, und als sie ihn fanden, stellte ich verwundert fest, dass er mit großen, energischen Schritten auf mich zukam. Er gestikulierte wild und zeigte immer wieder auf seine Ohren, womit er anscheinend auf meine Ohren hinweisen wollte. Mehr als einen ungläubigen Blick hatte ich zunächst nicht für ihn übrig und ich begann nur sehr langsam zu verstehen, dass er sich an meinen Hörgeräten störte. Er wollte tatsächlich, dass ich sie auszog.

Ich war zu der Zeit vielleicht fünfzehn Jahre alt, hatte dem Schiedsrichter aber nichts entgegenzusetzen. Das Spiel wurde unterbrochen, ich wurde ausgewechselt und musste meine Hörgeräte ausziehen, wenn ich wieder spielen wollte.

Mein Lehrer, der als Leiter der AG die Rolle des Trainers einnahm, war sichtlich überfordert und versuchte, sich krampfhaft auf das Spiel zu konzentrieren – vermutlich um einem Gespräch mit mir aus dem Weg zu gehen. Zumindest wirkte es so auf mich. Auch meine Teamkameraden schienen überfordert zu sein. Zwar wurde ich nochmal eingewechselt, aber ich konnte weder die Kommandos richtig hören, noch konnte ich Spielunterbrechungen an den Pfiffen des Schiedsrichters erkennen. Ich verstand das Handballspiel – bei dem ich ohnehin über viel weniger Erfahrung verfügte als meine Freunde – nur noch aus dem Zusammenhang heraus. Wurden die Bewegungen langsamer und halfen sich die Spieler gegenseitig wieder auf die Beine, war das Spiel anscheinend unterbrochen. Flog der Ball in meine Richtung, musste ich ihn anscheinend fangen. Gingen alle anderen auf den gegnerischen Kreis zu, musste ich anscheinend mitgehen. Klar, so kann man Handball spielen, aber man kann es auch genauso gut sein lassen.

Ich stolperte mit weit aufgerissenen Augen und sämtlichen mir zur Verfügung stehenden Sinnen über das Feld, um so viele Informationen wie möglich aufzunehmen, und sah mit meinen langen, hageren Beinen ja doch nur aus wie ein orientierungsloser Flamingo.

Ich bin sicher, dass der Schiedsrichter mich nur schützen wollte. Er hätte sich mit meinen Eltern wohl sehr gut verstanden, die ja ebenfalls der Meinung waren, dass Handball nichts für Menschen sei, die auf Hörgeräte angewiesen sind.

Doch dort, mitten auf dem Feld, nach dem ersten und einzigen Pfiff, den ich noch dank meiner Hörgeräte mitbekommen hatte, fühlte ich mich nackt. Alle Blicke waren auf mich gerichtet. Die des gegnerischen Teams, die meines Teams und die der Zuschauer*innen. Ich lief damals mit gesenktem Kopf vom Feld und habe danach nie wieder an einem Handballspiel teilgenommen.

Die Trainingseinheiten in der Handball-AG machte ich weiterhin mit und zu den anderen beiden Spielen fuhr ich auch, aber ich stand nicht mehr auf dem Feld. Ich saß auf der Bank und feuerte mein Team an.

Die AG gab es nur ein Schuljahr lang und sie bestand auch nur aus diesen drei Spielen. Danach löste sie sich auf, weil sich im Folgejahr nicht mehr genug Spieler angemeldet hatten, um eine Mannschaft bilden zu können. Mir war das sehr recht. Ich weiß, dass es im Sport um mehr geht als Leistung, und ich weiß auch, dass alle, die zum Erfolg eines Teams beitragen, auch Teil davon sind, egal ob auf dem Feld, an der Seitenlinie oder von der Tribüne aus. Aber im Handball stand ich zum ersten Mal an der Seitenlinie und es fühlte sich schrecklich an. Ich war es einfach nicht gewohnt.

Es gibt Menschen, die sich sehr stark mit ihren körperlichen Einschränkungen beschäftigen und genau wissen, was sie machen können und worauf sie verzichten müssen. Ich hatte stets Probleme, meine körperliche Einschränkung zu akzeptieren. Es fällt mir schwer, um Hilfe zu bitten, es fällt mir schwer, ein »Nein!« anzunehmen und es fällt mir schwer, zu verzichten. Bei jeder Herausforderung, die sich mir aufgrund meiner Hörschwäche stellt, bin ich auf der Suche nach etwas, das man im Berufsleben einen »Workaround« nennt. Meistens ist damit eine mehr oder minder kreative Umgehung eines Problems gemeint. Meine Gedanken springen immer zuallererst in die Schublade »Was kann ICH tun?« und niemals in »Was kann jemand anderes für mich tun?« oder gar in »Nein, das geht nicht.«

Die Wahrheit ist: Manches geht einfach nicht. Ich werde niemals ein guter Handballer oder Judoka werden. Ich hätte niemals Fluglotse oder Pilot werden können und ich kann noch nicht einmal ohne Probleme einen Motorradhelm aufsetzen. Manches geht einfach nicht.

Wahr ist aber auch: Es ist völlig in Ordnung, dass manches einfach nicht geht. Auch viele Menschen, die keine körperliche Behinderung haben, werden niemals gute Handballer*innen oder Judoka werden, auch sie erfüllen teilweise nicht die Voraussetzungen für Pilot*innen, und beim Aufsetzen eines Motorradhelms haben sich schon erheblich mehr Menschen als ich doof angestellt.

Mit den Jahren bin ich gelassener geworden. Zwar denke ich in jeder Lebenssituation – nicht nur in Bezug auf meine Hörschwäche – immer noch zuallererst »Was kann ICH tun?«, aber ich bin mir bewusst, dass ich weder alles tun kann, noch alles tun muss. Die Welt bietet ein Füllhorn an schönen Tätigkeiten, Hobbys und Berufen. Ich akzeptiere ja auch, dass ich nicht besonders musikalisch bin, dann kann ich auch akzeptieren, dass ich mir nicht auf dem Handballfeld die Ellbogen ins Gesicht schlagen lassen muss.

TECHNIK – TEIL 2

OHRPASSSTÜCKE

Hörgeräte haben die Angewohnheit, in manchen Situationen einen unangenehmen Pfeifton von sich zu geben. Eigentlich geben sie diesen Ton immer ab, wenn sie eingeschaltet sind, jedoch kann niemand dieses Pfeifen hören, wenn die Ohrpassstücke die Ohrmuschel richtig abschließen.

Hörgerätträger*innen spüren das unangenehme Pfeifen gar nicht, denn es hört auf, sobald das Gerät mitsamt dem Ohrpassstück korrekt im Ohr eingesetzt ist. Für schwerhörige Menschen verwandelt sich das Pfeifen augenblicklich in die angenehme Verstärkung, die das Hörgerät bieten soll. Pfeift das Gerät dennoch hin und wieder, dann ist dafür in der Regel eine Rückkopplung verantwortlich, und das ist meistens ein Zeichen dafür, dass das Ohrpassstück nicht richtig sitzt oder zu klein geworden ist.

Gerade bei Kindern und Teenagern kann es passieren, dass die Ohrpassstücke zu klein werden, da die Ohren noch nicht ausgewachsen sind, die Ohrpassstücke aber natürlich nicht mitwachsen. Sie müssen dann von Akustiker*innen erneuert werden.

Natürlich kann das Pfeifen auch daher rühren, dass man zu viel herumtollt. Das ist zwar eher bei Kindern und vielleicht noch bei Jugendlichen der Fall, es kann aber auch bei Erwachsenen vorkommen, zum Beispiel beim Sport. Das Pfeifen ist normalerweise kein Problem und innerhalb von wenigen Sekunden korrigiert. Schließlich muss man hierzu einfach nur das Ohrpassstück wieder richtig ins Ohr gleiten lassen und schon hört es auf.

Dennoch ist das Geräusch unangenehm und als Jugendlicher störte es mich oft, wenn es beim Sport oder beim Herumtoben im Klassenraum plötzlich anfing zu pfeifen. Verhindern lässt sich das nicht. Bei einem Schlag ans Ohr oder einem Rempler, wie er in jeder Schulklasse vorkommt, kann das Ohrpassstück verrutschen und der Pfeifton durch den Raum schrillen.

Je nachdem, wie schlecht das Ohrpassstück im Ohr sitzt, kann das Pfeifen auch bei einem starken Lachen zu hören sein, weil sich mit geöffnetem Mund das Kiefergelenk bewegt und das Ohr leicht verformt wird. Es störte mich vor allem aber deshalb, weil das Pfeifen für einen kurzen Moment die Aufmerksamkeit auf mich lenkte. Meine Schwerhörigkeit und selbst meine gut sichtbaren Hörgeräte wurden von meinen Mitschüler*innen gar nicht mehr wahrgenommen und ich war einfach einer von ihnen. Ich mochte das sehr, weil ich nicht über meine Hörgeräte definiert werden wollte.

Sobald eines der Geräte jedoch anfing zu pfeifen, waren sie plötzlich wieder da. Erst für alle hörbar und dann auch wieder für alle sichtbar, weil sich die Aufmerksamkeit auf mich richtete und natürlich alle die Ursache des Geräuschs ausmachen wollten.

Nun, die Ursache war immer ich. Das Pfeifen ist ungewöhnlich und kann von jemandem, der noch nie mit Hörgeräten zu tun hatte, nicht eingeordnet werden. Es bewusst zu überhören, wäre – dadurch, dass es so penetrant ist – schon fast unhöflich. Also fragen die meisten, die das Pfeifen in meiner Umgebung hören, nach, was es damit auf sich hat.

Im Alter zwischen 13 und 17 Jahren fiel es mir schwer, damit umzugehen. Ich glaube auch, dass meine Ohrpassstücke häufig nicht richtig passten. Vielleicht hätte ich früher darauf bestehen müssen, den nächsten Termin bei meiner Akustikerin auszumachen. Aber welcher Teenager tut das schon? Außerdem wächst das Ohr in diesem Alter immer weiter. Ein gut sitzendes Ohrpassstück ist in dieser Lebensphase vielleicht am ehesten mit einem schönen Pullover für ein kleines Kind vergleichbar. Am Anfang ist er zu groß, für wenige Wochen passt er perfekt, und ehe man sich versieht, ist er auch schon wieder zu klein. Der Vergleich hinkt natürlich. Wenn der Pullover zu groß ist, dann hängt er nur etwas lose an einem herunter. Wenn ein Ohrpassstück zu groß ist, drückt es sehr unangenehm und führt zu Druckstellen, die nur langsam heilen. Außerdem kann ein Pullover schnell gegen einen anderen ausgetauscht werden. Bei einem Ohrpassstück ist der Prozess leider viel aufwendiger.

Natürlich kann man sich nicht einfach selbst ein Ohrpassstück herstellen. Dazu brauchte ich zunächst einen Termin bei meiner Akustikerin. Idealerweise war ich kurz vorher auch bei meinem HNO-Arzt und habe mir das Ohrenschmalz entfernen lassen. Denn meine Akustikerin schaut sich als erstes mit einem Otoskop das Ohr an, überprüft, ob alles in Ordnung und der Gehörgang nicht verschmutzt ist, und bereitet danach eine glibberige Masse vor, die in eine Art Pistole gefüllt wird.

Ich gebe zu, das klingt sehr abschreckend, ist aber halb so wild. Bei der glibberigen Masse handelt es sich um ein spezielles Silikon, das nach ein paar Minuten aushärtet, und bei der Pistole handelt es sich auch nur um eine Art Spritze, mit der das Silikon in die Ohrmuschel gedrückt wird. Man kann den ganzen Prozess am ehesten mit einer Silikonspritze vergleichen, die man in einem Baumarkt kaufen kann und mit der zum Beispiel die Fugen im Badezimmer verschlossen werden. Auch hier trocknet das Silikon nach einiger Zeit aus, bleibt aber wunderbar elastisch. Die Masse, die meine Akustikerin in beide Ohren hineindrückt, verhält sich ähnlich: Auch sie trocknet nach einiger Zeit aus, lässt sich aber ziemlich leicht wieder aus dem Ohr nehmen.

Doch der Reihe nach: Nachdem meine Akustikerin den Gehörgang noch einmal überprüft hat, bereitet sie ein kleines Wattebällchen vor, um das sie eine feine Schnur wickelt. Das Wattebällchen wird nun vorsichtig in den Gehörgang eingeführt. Ich habe mich einmal im Spiegel betrachtet, nachdem meine Akustikerin gerade in beiden Ohren die Wattebällchen verstaut hatte und mir die feinen Fäden aus den Ohren hingen. Ja, ich habe sehr dämlich ausgesehen. Wie ein Muppet.

Anschließend wird der Gehörgang mit dem Silikon ausgespritzt und ich muss warten, bis es ausgetrocknet ist. Ich erinnere mich noch gut daran, dass ich als Kind während dieser Zeit ständig Kaubewegungen machen musste – vermutlich, damit sich das Silikon gleichmäßig verteilte. Was ich sicher weiß, ist, dass ich während dieser Kauübungen mit dem Silikon im Ohr sehr seltsam ausgesehen haben muss. Seit ein paar Jahren werde ich nicht mehr zu diesen Kaubewegungen aufgefordert. Vielleicht hat sich die Zusammensetzung des Silikons weiterentwickelt und verteilt sich von selbst besser. Meist genügt es, wenn ich mich ein wenig mit meiner Akustikerin unterhalte, während das Silikon austrocknet.

Leider habe ich – während meine Ohren mit dem kalten Silikon verstopft sind und ich warten muss, bis es getrocknet ist – noch nie die Zeit gestoppt. Es dauert sicher nur ein paar Minuten, aber mir kommt es viel länger vor. Ich freue mich immer, wenn meine Akustikerin zu mir zurück in den Raum kommt, nachschaut, ob das Silikon getrocknet ist, und mich danach aus dieser Situation erlöst.

Danach hat der Faden mit dem Wattebällchen seinen großen Auftritt. Das Wattebällchen soll verhindern, dass ein Teil des Silikons im Gehörgang zurückbleibt, wenn meine Akustikerin versucht, den Abdruck wieder aus dem Ohr herauszulösen. Aber ich habe auch schon mehrfach erlebt, dass sich der Abdruck nicht so leicht aus dem Ohr lösen lässt und meine Akustikerin stattdessen zusätzlich leicht an dem Faden ziehen muss. Die ganze Prozedur ist weder schlimm noch schmerzhaft, aber ich finde es doch immer wieder angenehm, wenn sich der Druck von dem Ohr löst und die Abdrücke endlich genommen sind. Im Idealfall hat meine Akustikerin nun nämlich zwei wunderschön glatte und wohlgeformte Abdrücke meines Innenohrs in der Hand, die sie gewissenhaft überprüft, da sie die Grundlage für das eigentliche Ohrpassstück bilden. Wenn der Abdruck fehlerhaft ist, wird auch das Ohrpassstück fehlerhaft und der Abdruck muss wiederholt werden.

Mir ist es bisher nur einmal passiert, dass ein Abdruck noch einmal genommen werden musste. Ärgerlich war das deshalb, weil es erst ein paar Tage später auffiel, wodurch ich noch einmal einen Termin machen und den Abdruck nachholen lassen musste.

Aber das passiert normalerweise nicht und die Abdrücke werden in der Regel an ein spezielles Labor geschickt, um aus ihnen passende Ohrpassstücke herzustellen. Nach ein paar Tagen bekommt man dann einen Anruf und darf die Ohrpassstücke abholen.

Natürlich bekommt man nicht einfach eine kleine Plastiktüte in die Hand gedrückt und wird mit den Ohrpassstücken alleine gelassen. Auch hier muss meine Akustikerin wieder unterstützen. Sie setzt mir in der Regel die Ohrpassstücke ein und prüft, ob sie richtig sitzen. Ihre Möglichkeiten hierzu beschränken sich leider auf eine äußere Sichtprüfung, denn sie kann nicht erkennen, ob die Ohrpassstücke auch im Ohr korrekt sitzen. Das Problem ist, dass ich es auch nicht kann. Jedenfalls nicht direkt. Man kann das vielleicht mit Schuhen vergleichen, die sich im Schuhgeschäft noch ganz wunderbar angefühlt haben, aber spätestens nach zwei Tagen unangenehme Druckstellen an den Füßen erkennen lassen. So ähnlich ist es bei den Ohrpassstücken auch. Im Gegensatz zu Schuhen kann man Ohrpassstücke aber nicht »einlaufen«. Auch unbequeme Schuhe werden mit der Zeit etwas elastischer und passen sich den Füßen an. Ohrpassstücke machen das nicht. Eine Druckstelle bleibt eine Druckstelle und sorgt für schmerzende und feuerrote Ohren.

Für mich bedeutet das, dass ich der ersten Anprobe eines neuen Paars Ohrpassstücke gar keine so große Aufmerksamkeit schenke. Wesentlich wichtiger sind für mich die Stunden und Tage danach. Abgesehen von der Passform muss bei der Abholung der Ohrpassstücke auch der Verbindungsschlauch zwischen dem Ohrpassstück und dem Hörgerät zurechtgeschnitten werden. Für Außenstehende mag es so aussehen, als würden Hörgeräte und Ohrpassstücke eine untrennbare Einheit bilden, in Wahrheit handelt es sich aber um zwei verschiedene Teile. Fachkräfte könnten hier natürlich noch weit mehr Teile benennen, aber ich möchte mich auf die beiden konzentrieren, die am augenscheinlichsten sind: Der eine Teil ist das Hörgerät, das mit jeder Menge Technik ausgestattet ist und auf dem Ohr aufliegt. Die zweite Einheit bildet das Ohrpassstück mit einem Verbindungsschlauch, der mit dem Ohrpassstück fest verklebt ist und von dort mit dem Bügel des Hörgeräts verbunden werden kann. Genau an dieser Stelle können in der Regel alle Hörgerätträger*innen selbstständig das Hörgerät von dem Ohrpassstück trennen.

Bei neuen Ohrpassstücken ist der Verbindungsschlauch absichtlich viel länger als benötigt, damit er von den Akustiker*innen individuell auf die passende Länge zugeschnitten werden kann. Wirklich kompliziert ist der Vorgang nicht, aber die richtige Länge für den Schlauch selbst abzuschneiden wäre in etwa so aufwendig, wie sich selbst die Haare hinter dem Ohr zu schneiden. Es geht, aber es muss ja nicht sein. Außerdem ist es durchaus wichtig, dass der Schlauch nicht zu lang und nicht zu kurz ist. Ist er zu lang, sitzt das Hörgerät zu locker auf dem Ohr und wackelt, wenn man sich bewegt. Ist der Schlauch zu kurz, »zieht« das Ohrpassstück an dem Hörgerät und es entsteht sehr wahrscheinlich eine Druckstelle.

Ich vertraue also gern auf die Erfahrung meiner Akustikerin, die es versteht, meine Verbindungsschläuche jeweils in der richtigen Länge abzuschneiden. Mit den Jahren habe ich aber auch sehr genaue Vorstellungen davon entwickelt, was für mich rund um meine Hörgeräte funktioniert und was nicht. Ich schüttle nach dem Zuschneiden der Verbindungsschläuche absicht-lich meinen Kopf, um zu testen, ob die Schläuche nicht eventuell doch zu lang sind. Da ich viel Sport treibe, mag ich meine Schläuche gern etwas kürzer und die Einheit aus Ohrpassstücken und Hörgeräten etwas enger, damit die Geräte beim Laufen oder Fahrradfahren im Gelände nicht auf meinen Ohren auf und ab hüpfen.

REINIGUNG UND PFLEGE

Ich gehöre zu den Typen, die auf ihrem Schreibtisch die Stifte parallel zur Schreibtischkante anordnen und die nicht einschlafen können, wenn eine Schublade nicht richtig geschlossen ist. Äußere Unordnung führt bei mir zu innerer Unruhe. Um Letztere zu vermeiden, versuche ich um mich herum eine beruhigende Ordnung zu schaffen. Deshalb macht es mir auch nichts aus, wenn ich in unserem gemeinsamen Haus etwas häufiger aufräume als meine Frau. Sie übernimmt dafür viele andere Aufgaben und mich beruhigt es ja tatsächlich, wenn ich alles so wegräumen kann, dass es quadratisch, praktisch und gut verstaut ist.

Ganz anders sieht es aus, wenn es darum geht, Dinge zu reinigen und zu pflegen. Ich weiß, dass es wirklich wichtig ist. Egal ob Auto, Fahrrad, Staubsauger, Küchenmaschine, Handy, Drucker, Hemden und Anzüge oder was es eben sonst noch gibt und was von uns gepflegt, gewartet und repariert werden möchte. Eigentlich verlangt jedes Ding, das uns umgibt – das eine mehr, das andere weniger –, irgendeine Art von Instandhaltung. Dadurch, dass wir uns dieser Aufgabe annehmen, also sauber machen, desinfizieren, polieren, Schrauben nachziehen und so weiter, können wir erstaunlich viel dazu beitragen, die Zuverlässigkeit unseres Eigentums zu erhöhen und die Lebensdauer zu verlängern.

Doch Hand aufs Herz: Ich lehne mich sicher nicht zu weit aus dem Fenster, wenn ich behaupte, dass den meisten Menschen das alles ziemlich wenig Spaß macht. Sicher, es gibt diese Menschen, die eine besondere Leidenschaft für ihr Auto haben und besonders stolz darauf sind. Sie werden es viel eher hegen und pflegen als ich mein Auto. Und die meisten Computer-Enthusiasten werden – im Gegensatz zu mir – sicher gewissenhaft alle Updates installieren und regelmäßig Sicherheitskopien ihrer Daten anfertigen.

Doch die meisten von uns leben wahrscheinlich in den Tag hinein und zeigen den Dingen, die täglich oder wöchentlich geradezu nach unserer Aufmerksamkeit schreien, die kalte Schulter. Ich zumindest bin höchstens Mittelmaß, wenn es darum geht, durch Wartung, Reinigung und Pflege die Zuverlässigkeit und Lebensdauer der Dinge, die mich umgeben, zu erhöhen.

Während ich diese Zeilen schreibe, fällt mir übrigens ein, dass ich schon seit Wochen mein Fahrrad – an dem ich sehr hänge – zur Inspektion in die Werkstatt bringen will und es immer noch nicht getan habe. Also: maximal Mittelmaß.

Doch nun kommt der Clou. Man könnte annehmen, dass ich bei meinen Hörgeräten viel gewissenhafter wäre. Immerhin bin ich tagtäglich auf sie angewiesen. Wenn sie ausfallen, falle ich aus. So einfach ist das.

Doch wenn es um meine Hörgeräte geht, ist selbst das Mittelmaß für mich nur mit dem Fernglas zu erkennen. Ob ich dadurch nun der schlimmste Albtraum aller Akustiker*innen bin, weil ich mich so nachlässig verhalte, oder ob ich ein absoluter Traumkunde bin, weil sich mit meiner Nachlässigkeit Geld verdienen lässt, habe ich noch nicht abschließend beantworten können. Wahrscheinlich stimmt beides.

Ja, Hörgeräte sind sehr teuer und für mich sehr wichtig, und ja, ich sollte mich intensiv mit ihnen beschäftigen, sie regelmäßig reinigen und sehr pfleglich behandeln. Als Kunde habe ich das selbst in der Hand. Je besser ich als Kunde allerdings darin bin, desto seltener stehe ich bei meiner Akustikerin im Laden und muss sie um Hilfe bitten, wofür ich natürlich Geld bezahle – zumindest dann, wenn die Toleranzschwellen für kleinere Reinigungs- und Instandsetzungsarbeiten ausgeschöpft sind.

Hörgeräte bilden aus meiner Sicht keine Ausnahme zu anderen Elektrogeräten. Wenn sie kaputtgehen, kann man ziemlich leicht Hilfe bekommen. Aber es ist ein Unterschied, ob man für eine Woche auf seinen Drucker verzichten muss, weil man sämtliche Warnungen und Hinweise einfach weggeklickt und ihn durch mangelhafte Pflege in die Knie gezwungen hat, oder ob man sich für eine Woche mit Leihgeräten durch den Alltag quälen muss. Klar, Letzteres geht auch und es kommt auch nicht allzu häufig vor, da die meisten kleineren Instandsetzungsarbeiten von Akustiker*innen »ambulant« durchgeführt werden können, aber wenn ein Hörgerät eingeschickt werden muss, steht man erst einmal ohne da und muss mit einem Leihgerät auskommen.

Es lohnt sich also, sich um seine Hörgeräte zu kümmern und sie so zu nutzen und zu pflegen, wie es von den Herstellern vorgesehen ist. Wie bei allen anderen technischen Geräten auch, beugt der kleine tägliche Aufwand einem möglichen größeren Schaden vor, über den man sich – wenn er erst einmal eingetreten ist – wirklich sehr ärgert. Ich spreche da aus Erfahrung.

Schmutz und Verunreinigungen warten überall. Sie entstehen durch Hausstaub, Cremes, Schminkrückstände,

Schweiß und Ohrenschmalz. Darüber hinaus können sich natürlich auch Mikroorganismen oder Bakterien an den Hörgeräten festsetzen. Besonders feuchte Umgebungen setzen den Geräten zu. Deshalb haben Hörgeräte im Badezimmer bei hoher Luftfeuchtigkeit auch nichts zu suchen. Das habe sogar ich im Laufe der Jahre gelernt und lege sie meistens in einem anderen Raum ab, wenn ich duschen will. Eigentlich ist das Vorgehen auch naheliegend. Man braucht sich ja nur einmal die Oberflächen im Badezimmer anzuschauen, nachdem man heiß geduscht hat. Staub und Fasern verbinden sich mit den warmen Luftmolekülen, und sobald alles abgekühlt ist, kann man eigentlich auch schon putzen, weil die Rückstände überall zu sehen sind.

Das, was sich auf dem Waschbecken oder auf dem Föhn ablagert, ist nichts anderes als das, was sich auch auf den Hörgeräten ablagern würde, wenn man sie im Badezimmer aufbewahrt. Also nichts wie raus aus dem Badezimmer mit den Geräten!

Apropos Föhn: Es empfiehlt sich, die Hörgeräte beim Föhnen nicht zu tragen. Damit würde man ziemlich sicher dafür sorgen, dass sich dieser Wasser-und-Staub-Belag auf den Geräten bildet, und durch die warme Föhnluft trocknet man ihn gewissenhaft an den Hörgeräten fest. Den Tipp dürften aber die meisten Hörgerätträger*innen ohnehin beherzigen. Immerhin ist das Föhngeräusch am Ohr dermaßen penetrant und nervig, dass man ganz von selbst darauf verzichten möchte.

Doch wie müsste ich meine Hörgeräte reinigen, wenn ich mich an alle Vorgaben halten würde? Dazu möchte ich zunächst daran erinnern, dass ich Hörgeräte trage, die hinter meinen Ohren aufliegen. Die Geräte sind über einen sogenannten Bügel und einen Schallschlauch mit den Ohrpassstücken verbunden. Bei der Reinigung und Pflege zu Hause muss zwischen dem eigentlichen Hörgerät und dem Bügel einerseits und dem Schallschlauch und dem Ohrpassstück andererseits unterschieden werden. Bei der Reinigung ist es wichtig, den Schallschlauch mitsamt dem Ohrpassstück vom Bügel, an dem das eigentliche Hörgerät befestigt ist, zu trennen.

Das Ohrpassstück und der Schallschlauch sollten mindestens einmal pro Woche gereinigt werden. Dazu legt man beides – es ist ja ohnehin verbunden – in einen kleinen Becher und gibt eine Reinigungstablette dazu. Dann sprudelt es kurz ein bisschen, die Tablette löst sich auf und das Wasser verfärbt sich am Anfang meistens bläulich, aber das kommt sicher auf die Tablette an, die man benutzt. Das alles lässt sich in jedem Akustik-Fachgeschäft kaufen, ist nicht besonders teuer und reinigt sowohl die Ohrpassstücke als auch den Schallschlauch ganz hervorragend. Eigentlich ist das nichts anderes, als ein Gebiss in ein Glas zu legen, Wasser aufzufüllen und eine Kukident dazuzugeben. Wer sich bei dem Bild zu alt fühlt, der kann gern daran denken, dass auf die gleiche Art auch Zahnspangen gereinigt werden. Ob die Reinigungstabletten für Ohrpassstücke die gleichen Inhaltsstoffe enthalten wie eine Kukident, habe ich nie überprüft. Sicherheitshalber kaufe ich immer die Tabletten bei meiner Akustikerin und bin noch nie auf die Idee gekommen, in einem Drogeriemarkt nach einer Alternative zu suchen.

Ich lasse meine Ohrpassstücke meistens über Nacht in der Reinigungslösung liegen und fische sie erst am nächsten Morgen heraus. Ich wüsste auch gar nicht, wann ich die Ohrpassstücke sonst reinigen sollte, immerhin brauche ich sie tagsüber und kann nicht einfach ein paar Stunden darauf verzichten.

Nachdem man die Ohrpassstücke aus der Reinigungslösung geholt hat, sollte man darauf achten, sie sorgfältig zu trocknen. Schließlich wird man sie wieder mit den Hörgeräten verbinden und die vertragen nun mal kein Wasser. Die Ohrpassstücke können leicht mit einem kleinen Tuch abgetrocknet werden. Etwas sorgfältiger sollte man bei dem Schallschlauch sein. Es ist wichtig, dass sich hierin kein Wasser mehr befindet. Dazu enthält in der Regel jedes Reinigungsset einen kleinen Blasebalg. Der ist ungefähr so groß wie eine kleine Kiwi und verfügt über einen Plastikaufsatz, den man in den Schallschlauch schieben kann. Dann ein paar Mal kurz auf den Blasebalg drücken und das restliche Wasser aus dem Schallschlauch schießt regelrecht nach draußen. Die Ohrpassstücke sollte man dabei übrigens im Badezimmer nicht Richtung Spiegel halten, sonst verlängert sich der Reinigungsaufwand erheblich. Ich habe es getestet. Mehrfach.

An dieser Stelle möchte ich noch einen kleinen Hinweis zu dem Schallschlauch geben. Erstens ist es ganz normal, dass sich auch während des Tages in dem Schallschlauch Kondensflüssigkeit bildet. Man erkennt das ziemlich schnell an kleinen Tröpfchen, die sich in dem Schlauch sammeln. Auch als Reinigungsmuffel sollte man dafür sorgen, abends diese Kondenströpfchen zu entfernen, selbst dann, wenn gerade keine Komplettreinigung der Ohrpassstücke ansteht. Auch hier einfach mit dem Blasebalg kurz durchpusten und schon kann man wieder in den nächsten Tag starten. Mittlerweile gibt es jedoch auch durchlässige Schallschläuche, in denen sich kein Kondenswasser mehr sammelt. Ich habe diese Sorte

Schläuche erst seit ungefähr zwei Jahren und bin hellauf begeistert.

Wenn man zwei Hörgeräte hat, ist es wichtig, die Ohrpassstücke nach dem Reinigen wieder mit dem richtigen Hörgerät zu verbinden. Also das linke Ohrpassstück ans linke Hörgerät und das rechte Ohrpassstück ans rechte Hörgerät. Die Ohrpassstücke kann man dabei gar nicht verwechseln. Es passt eben nur eines ins linke und eines ins rechte Ohr. Das sieht man auf einen Blick. Die Hörgeräte sehen allerdings meistens völlig identisch aus, obwohl sie oft unterschiedlich eingestellt sind. Schließlich wäre es ein riesiger Zufall, wenn beide Ohren über exakt den gleichen Hörverlust verfügen würden. Seit ich mich erinnern kann, gibt es hierfür aber eine kleine Hilfestellung.

In der Welt der Ohren und Hörgeräte steht die Farbe Rot immer für »rechts« und Blau immer für »links«. Das war schon so, als ich in den 1990er-Jahren in der Uniklinik Mainz Patient war. Deshalb sind die Hörgeräte an einer unauffälligen Stelle auch immer entweder mit einem roten oder mit einem blauen Punkt markiert. Das kann ein kleiner Sticker im Batteriefach sein oder eine kleine Plastikkappe, die auf der Unterseite der Geräte angebracht ist, oder eine ganz andere kreative Lösung.

Von Hörgerätmodell zu Hörgerätmodell kann es sehr unterschiedlich sein, wo sich der Hinweis befindet. Welches das linke und welches das rechte Gerät sein soll, legen Akustiker*innen bei der Anpassung fest. Spätestens wenn Sie die angepassten Geräte überreicht bekommen, sollte man Ihnen auch zeigen, wie sich das linke vom rechten Gerät unterscheiden lässt. Irgendwo versteckt sich ein kleiner blauer und ein kleiner roter Hinweis und den sollten Sie kennen.

Die Reinigung der Hörgeräte unterscheidet sich grundlegend von der Reinigung der Ohrpassstücke. Die Ohrpassstücke und der Schallschlauch kommen – wenn es sich wirklich um einen Schallschlauch und nicht um ein Kabel handelt – ohne jede elektrische Technik aus. Sie sind robust und elastisch und stecken einen groben Umgang mit ihnen einfach weg.

Bei den Hörgeräten sieht das alles ganz anders aus. Hörgeräte sind Minicomputer, die eine außerordentlich hohe Leistung erbringen und einen großen Nutzen stiften können. Viele Menschen, die auf Hörgeräte angewiesen sind und mit ihnen zurechtkommen – das ist bei Weitem keine Selbstverständlichkeit –, tragen die Geräte regelmäßig, wahrscheinlich täglich. Das bedeutet aber auch, dass diese kleinen hochleistenden Minicomputer täglich darum kämpfen, möglichst gut zu funktionieren, trotz der vielen Umwelteinflüsse, denen sie ausgesetzt sind. Egal, ob Cremes, Make-up, Sonne, Feuchtigkeit, Pollen, Bakterien, Schweiß, Hautschuppen oder Haare – wir verlangen zu Recht, dass sie all diesen Einflüssen zumindest während der Dauer eines Tages trotzen, aber wir können ganz sicher nicht verlangen, dass sie auch bei langfristiger Vernachlässigung immer noch dieselbe Leistung bringen wie am ersten Tag.

Es gibt auf dem Markt mittlerweile eine Fülle von Produkten, die man für die Reinigung und Pflege von Hörgeräten kaufen kann. Hier gilt es, das richtige Maß zu finden. Zu den neueren Reinigungsmethoden gehört beispielsweise die Ultraschallreinigung oder die Reinigung mit UV-Licht. Ob sich die Anschaffung lohnt, kann man für sich selbst entscheiden. Sie werden nicht selten empfohlen und haben – soweit ich das beurteilen kann – auch ihre

Daseinsberechtigung. Doch bevor technisch aufgerüstet wird, sollte man die manuelle Reinigung erlernen und wissen, wie sie regelmäßig durchgeführt wird. Was »regelmäßig« bedeutet, hängt davon ab, wie oft die Hörgeräte getragen und wie stark sie verschmutzt werden. Werden sie täglich und den ganzen Tag über getragen, sollte die Reinigung im besten Fall auch täglich erfolgen.

Natürlich ist das auch von der individuellen Situation abhängig. Als jemand, der in einem Büro arbeitet, reicht für mich auch eine Reinigung alle zwei Tage. Wäre ich Mitarbeiter in einem Sägewerk, wäre eine tägliche Reinigung wohl zwingend geboten.

Mittlerweile erhält man für die Reinigung in der Regel ein antibakterielles Spray und eine kleine Bürste. Die Hörgeräte werden einfach mit dem Spray aus einiger Entfernung angesprüht und anschließend mit der Bürste vorsichtig gereinigt, insbesondere die Stellen, die an der Oberfläche der Hörgeräte nicht glatt sind, da sich hier besonders gut Schmutz festsetzen kann. Danach sollten die Hörgeräte mit einem weichen und trockenen Tuch geputzt und abgetrocknet werden. Fertig. Wasser hat hier nichts verloren und auch mit dem Spray sollte man es nicht übertreiben. Wichtig ist außerdem, dass die Beschreibung nur die äußere Reinigung betrifft. Es möge bitte niemand auf die Idee kommen, das Batteriefach zu öffnen und mit dem Spray in das Hörgerät zu sprühen. Das würden Sie bei einem Smartphone ja auch nicht tun!

Es gibt mittlerweile sehr viele verschiedene Hörsysteme auf dem Markt und sie sind unterschiedlich zu reinigen. Akustiker*innen sollten immer die ersten Ansprechstellen sein. Sie haben die geballte Fachkompetenz für die Reinigung und Pflege der Hörgeräte, Schallschläuche oder Kabel und der Ohrpassstücke. Meine Reinigungs-beschreibung trifft nur auf die Art von Hörsystem zu, die ich selbst trage. Andere Systeme haben andere Anforderungen.

Zwar kann das Internet eine große Hilfe sein, wenn man sich unsicher ist und noch schnell etwas nachschauen möchte. Die Welt der Hörgeräte und Hörsysteme ist allerdings sehr vielschichtig geworden und es ist nicht immer leicht zu erkennen, ob die Information, die man im Internet gefunden hat, auch wirklich für das eigene Hörsystem gilt. Bei Risiken und Unsicherheiten fragen Sie also immer Ihre Akustiker*innen.

Ich habe schon gestanden, dass ich meine Hörgeräte häufiger reinigen und sicherlich auch pfleglicher be-handeln sollte. Dass ich nachlässig bin, ist durch Faul-heit oder Bequemlichkeit alleine aber nicht zu erklären. Es ist vielmehr so, dass ich meine Hörgeräte am liebsten morgens anziehe und abends erst ausziehen möchte, wenn ich auch wirklich einschlafen will. Würde ich die Hörgeräte im Badezimmer ausschalten, um die Ohr-passstücke in die Reinigungslösung zu legen, könnte ich ab diesem Moment kaum noch etwas hören. Wäre ich alleine, hätte ich damit überhaupt kein Problem, aber meine Frau könnte ich dann auch nicht mehr verstehen. Ich vermute, dass wir nicht das einzige Paar sind, das die Minuten vor dem Einschlafen noch dazu nutzt, sich über wichtige und unwichtige Dinge des Tages auszutauschen oder sich für den kommenden Tag abzustimmen. Außer-dem können die Minuten vor dem Einschlafen, wenn sich die Hektik des Tages allmählich verzieht und man von dieser umfassenden schläfrigen Ruhe eingehüllt wird, ganz besonders schöne Momente sein. Diese Momente will ich nicht verpassen.

Mir ist bewusst, dass das alles eher eine persönliche Empfindlichkeit und kein echtes Problem ist. Aber es stört mich, genau in diesen schönen Momenten nichts mehr zu hören, und deshalb zählt an dieser Stelle auch mein persönliches Empfinden. Schließlich sind wir alle keine emotionslosen Maschinen, sondern Menschen. Und wenn es um die Reinigung der Ohrpassstücke geht, bin ich ein eher nachlässiges Exemplar.

DIE 20ER

UNILEBEN

Schon bevor ich mein Abizeugnis in den Händen hielt, wusste ich, dass ich studieren wollte. Ich hatte mich über verschiedene Unis und Studiengänge informiert und mich schließlich für einen Diplomstudiengang in Volkswirtschaftslehre an der Universität Trier entschieden. Mir gefiel, dass der Studiengang interdisziplinär ausgerichtet war und große Anteile aus der Betriebswirtschaftslehre und der Soziologie enthielt. Gern wäre ich auch deutlich weiter von zu Hause weggegangen, aber zu der Zeit, als ich mich für einen Studienort entscheiden musste, fielen in den konservativ regierten Bundesländern Studiengebühren an. Diese Ungleichheiten, die sich durch die dezentrale Bildungspolitik bis heute ergeben und die sich von der Kindertagesstätte bis zum Hochschulstudium durchziehen, werde ich niemals verstehen. Es kann nicht gerecht sein, dass ein Kind, das in Nordrhein-Westfalen geboren wird, andere Bildungschancen hat als ein Kind, das in Bayern zu Welt kommt. Doch ich schweife ab.

Ich freute mich auf den Beginn des Studiums. Ich hatte einen Platz in einem Wohnheim direkt am Campus ergattert und war bereit, mich in das Unileben zu stürzen. Ich würde bald 20 Jahre alt werden und genoss die ungeahnten Möglichkeiten, die sich mir bieten würden, sobald ich mein kleines Dorf hinter mir ließ.

Dass ich mit Trier in eine Stadt zog, die während meines Studiums extra eine Zweitwohnsitzsteuer einführen musste, damit sie die Marke von 100.000 Einwohner*innen gerade so überschreiten und als Großstadt zählen konnte, tat meiner Vorfreude keinen Abbruch.

Meine wilden 20er waren aber gar nicht so wild. Ich suchte mir einen Job im Einzelhandel, noch bevor die Vorlesungen überhaupt angefangen hatten – ich brauchte das Geld. Das erste Semester verbrachte ich damit, mich an den Unialltag zu gewöhnen und den Spagat zwischen meinem Job und den Vorlesungen zu bewältigen. Ich lernte sehr schnell, dass es eigentlich überhaupt nichts brachte, in den Vorlesungen anwesend zu sein. Solange ich mich rechtzeitig für die Klausuren anmeldete, dafür die Skripte und Bücher lernte – meistens genau die Bücher, die die Lehrkräfte selbst geschrieben hatten –, solange kam ich ohne nennenswerten Aufwand durch das Studium.

Natürlich war meine Studienzeit spannend. Ich habe viele nette Menschen kennengelernt, einiges lernen dürfen, einen Auslandsaufenthalt in Istanbul absolviert, ab und zu ordentlich gefeiert und viel gearbeitet.

Nach meinem Job im Einzelhandel war ich Hilfs-wissenschaftler an der Uni, dann Mitarbeiter bei einer Unternehmensberatung, danach Pokerdealer in der orts-ansässigen Spielbank und schließlich Nachtportier in einem Hotel. Mein letzter Job hatte den großen Vorteil, dass ich während meiner achtstündigen Schicht von 22 Uhr abends bis sechs Uhr in der Früh eigentlich nur zwei Stunden tatsächlich etwas zu tun hatte. Ich musste einen nächt-lichen Rechnungslauf anstoßen, die Reservierungen für den nächsten Tag ausdrucken und ein bisschen aufräumen. Ansonsten hatte ich nur auf das Hotel aufzupassen und für den unwahrscheinlichen Fall ansprechbar zu sein, dass ein Gast mitten in der Nacht den Wunsch nach einem zweiten Kissen oder einer zweiten Decke äußerte. Also verbrachte ich die restliche Zeit damit, meine Diplomarbeit zu schreiben und für meine Abschlussklausuren zu lernen.

Um es kurz zu machen: Meine Hörgeräte spielten während meiner Studienzeit keine große Rolle. Wenn ich eine Vorlesung besuchte, hatte ich keine Probleme, die Lehrkräfte zu verstehen, und die Hörgeräte hinderten mich auch nicht daran, neue Freundschaften zu schließen und am Unileben teilzuhaben.

Vielleicht lag es daran, dass ich in den letzten Jahren viel über meine Hörgeräte und darüber, wie ich am besten mit ihnen umgehen musste, gelernt hatte. Jetzt waren sie einfach nur noch da. Nach wie vor achtete ich in Gesprächen darauf, wie andere Menschen ihre Lippen bewegten, und nach wie vor ergänzte ich Sätze, die ich nicht vollständig verstanden hatte, aus dem Sinnzusammenhang heraus.

In den Vorlesungen oder in Seminaren hatte ich höchstens dann Probleme, wenn die anderen Studierenden mit mir ein Flüstergespräch führen wollten. Laut reden war meist nicht möglich, weil man ansonsten die Vorlesung gestört hätte und früher oder später auch ermahnt worden wäre. Ich mag solche Flüstergespräche bis heute nicht. Wenn ich schon in einer Vorlesung anwesend war, wollte ich meistens auch zuhören. Sonst hätte ich auch arbeiten oder die Zeit am See auf dem Campus verbringen können.

Wobei, wenn ich sehr ehrlich zu mir selbst bin, dann las ich in den Vorlesungen auch oft genug irgendeine Tageszeitung – meistens die »Süddeutsche« – oder das Wochenmagazin »Wirtschaftswoche«. Einfach, weil ich sonst nicht dazu kam, und oft genug fand ich die Inhalte zumindest ein ganz klein wenig interessanter als, sagen wir, Buchungssätze in der Finanzbuchhaltung.

Die Studienzeit ist natürlich auch die Zeit der Partys und Clubbesuche. In Clubs bin ich nie gern gegangen. Das lag nicht an meinen Hörgeräten, denn wenn die Bässe durch die Boxen wummerten, verstanden meine Freund*innen genauso wenig wie ich. Ich mochte Clubs einfach nicht. Bis heute sitze ich lieber gemütlich dort, wo man sein eigenes Wort versteht, unterhalte mich und trinke etwas. Dass ich also während meines Studiums nur ein knappes dutzend Mal in einem Club war, lag nicht an meiner Hörschwäche.

BIERDUSCHE

Stellen Sie sich vor, Sie befinden sich mitten in einer
sehr belebten Umgebung. Vielleicht auf einem Markt-
platz in einer größeren Stadt. Um Sie herum wird geredet,
getanzt, gegessen, getrunken, musiziert und gespielt.
Es dröhnt, schmatzt, klingt, rattert, schlurft und zischt.
Menschen, Tiere, Autos und Eindrücke wuseln um Sie
herum. Mitten in diesem Getümmel versuchen Sie sich zu
orientieren, den Überblick zu behalten und Ihre nächsten
Schritte zu überlegen. Und nun stellen Sie sich vor, jemand
hätte den Ton abgeschaltet. Einfach so. Ganz plötzlich.
Stille. Die Menschen, Tiere und Autos sind immer noch
da, sie wuseln immer noch herum. Doch plötzlich können
Sie nichts mehr hören. Jetzt beantworten Sie sich folgen-
de Frage: Fühlen Sie sich nun ohne Ihr Hörvermögen in
dieser Situation wohler als mit Ihrem Hörvermögen?

Ich vermute ganz stark, dass Sie sich ohne all das
Dröhnen, Schmatzen, Klingen, Rattern, Schlurfen und
Zischen und was es sonst noch für Töne gibt da draußen,
richtig unwohl fühlen werden. Es ist einfach schwerer, sich
zu orientieren und den Überblick zu behalten, wenn plötzlich eine Sinneswahrnehmung ausgeknipst wird. Kommt
ein Auto? Redet jemand mit mir? Stehe ich jemandem im
Weg? Droht Gefahr?

So erging es mir während der Fußballweltmeisterschaft
2006 in Deutschland. Ich war mittendrin. Am Schreien,
am Feiern, am Hüpfen und Tanzen. Und plötzlich war es
ganz still. Ich war ein kleiner Punkt inmitten einer riesigen

Menschenmasse bei einem Public-Viewing-Event. Um mich herum wurde weiter geschrien, gefeiert, gehüpft und getanzt. Es geschahen nahezu unendlich viele Dinge gleichzeitig, doch ich verstummte ebenso wie meine Hörgeräte. Der Ton war abgeschaltet. Es war still. Sehr still. Außerdem war ich nass und klebrig. Vor Freude über das Tor der deutschen Nationalmannschaft hatte irgendjemand das Kunststück vollbracht, seinen Bierbecher so in die Luft zu schleudern, dass sich das darin befindliche Bier nicht, wie üblich, gleichmäßig über den Fußballfans verteilte, sondern ausschließlich auf mir landete. Es war, als hätte sich der halbe Liter Bier in der Luft geteilt und sich gezielt über meine beiden Hörgeräte ergossen. Mist.

Ich griff sofort an meine Geräte und versuchte, das klebrige Bier mit meinen Fingern abzustreichen. Ich hoffte, dass sich die Feuchtigkeit nur über die Mikrofone gelegt hatte und nicht in die Hörgeräte eingedrungen war. Es half nichts. Ich nahm ein Taschentuch aus meiner Hosentasche und strich noch einmal über die Mikrofone. Kein Erfolg. Ich schaute zu meinen Freunden, die mit mir das Spiel anschauten. Sie waren weiterhin am Feiern, Grölen und Tanzen. Ich zog einen von ihnen zu mir und schrie ihm ins Ohr, dass ich nach Hause müsse und meine Hörgeräte nicht mehr funktionierten. Er sah mich kurz an, sah meine nassen Haare und nickte. Wir klatschten uns ab und ich bahnte mir den Weg raus aus der Menge.

Um mich herum nahm ich nur Rauschen wahr, obwohl es so viel mehr zu hören gab. Panik breitete sich in mir aus. Oh je, hoffentlich waren die Hörgeräte nicht kaputt! Ich brauchte sie doch! Vorlesungen und Seminare warteten nicht auf mich und eine Präsentation musste ich auch noch halten. Würde ich die Hörgeräte wieder zum Laufen bringen? Wenn nicht, wie schnell würde ich von meinem Akustiker Ersatzgeräte bekommen? Würde ich mit den Ersatzgeräten zurechtkommen?

Ich hasste die Situation, in der ich mich gerade befand, zutiefst. Ich wollte nur noch weg, wollte nur noch nach Hause. Ich nahm meine Hörgeräte aus den Ohren, wickelte sie in ein frisches Taschentuch und ging in schnellen Schritten über den Gehweg zur Bushaltestelle. Alles um mich herum hörte sich dumpf, unterdrückt und weit entfernt an, selbst wenn das gar nicht sein konnte, weil die Geräusche direkt neben mir entstanden. Ich schaute mich oft nervös um, um keine Situation, die mich betraf, zu verpassen.

Obwohl ich seit meinem vierten Lebensjahr Hörgeräte trug, war ich noch nie ohne beide Hörhilfen draußen unterwegs gewesen. Ich kannte das nicht und fühlte mich unsicher. Meine Beine fühlten sich wackelig an. Umso mehr freute ich mich, als ich endlich im Bus saß. Hier fühlte ich mich etwas sicherer, zumal wegen des Fußballspiels nur eine ältere Frau und ich mitfuhren. Alle anderen schienen das Spiel zu schauen und Spaß zu haben. Ich schlug das Taschentuch auf, um meine Hörgeräte zu begutachten. Neben dem klebrigen Bier waren die Hörgeräte nun zu allem Überfluss auch noch mit kleinen Taschentuchfusseln übersäht. Verdammt, daran hatte ich nicht gedacht, als ich die Geräte einwickelte. Ich wollte sie doch nur schützen. Ich seufzte, lehnte meinen nassen Kopf gegen die Scheibe des Busses und ließ meinen Blick nach draußen schweifen. Konnte ich mit meinen Hörgeräten denn kein Fußballspiel anschauen? Alle gingen zum Public Viewing, ganz Deutschland stand Kopf, das Sommermärchen war im vollen Gange und ich fragte mich, ob ich überhaupt ein Teil davon sein konnte. Natürlich war der halbe Liter Bier nicht für mich bestimmt, natürlich war es ein Versehen, natürlich würde bei künftigen Public-Viewing-Events vermutlich alles gut gehen und natürlich war ich nicht dazu verdammt, die Spiele alleine vor dem Fernseher zu verfolgen. Doch während ich meine versifften und vollgefusselten Hörgeräte in den Händen hielt, war ich skeptisch. Ich hatte das Gefühl, kein einziges Spiel mehr mit meinen Freunden schauen zu können und die Weltmeisterschaft alleine erleben zu müssen.

Als ich nach Hause kam, reinigte ich die Hörgeräte gewissenhaft von außen mit einem Reinigungsspray und einem Mikrofasertuch. Ich öffnete das Batteriefach, entnahm die nassen Batterien und trocknete das Innere des Fachs. Außerdem zog ich die Ohrpassstücke ab und legte sie in eine Reinigungslösung. Die Hörgeräte selbst legte ich auf ein Geschirrtuch, das ich auf der Fensterbank in die Sonne platzierte. Ich wollte etwa zwei Stunden warten, neue Batterien einsetzen und ausprobieren, ob die Hörgeräte wieder funktionierten. Das Fußballspiel war mittlerweile zu Ende und ich überbrückte die Wartezeit, indem ich duschte und mein Wohnheimzimmer sauber machte. Nach draußen wollte ich nicht und still sitzen konnte ich auch nicht. Nach Ablauf der zwei Stunden legte ich neue Batterien ein, verband die Ohrpassstücke wieder mit den Hörgeräten, setzte sie ins Ohr, betätigte den »Ein«-Schalter, schloss die Augen und hoffte auf ein kleines Wunder.

Es wirkte. Ich konnte wieder hören. Zwar knisterte es noch ein bisschen in den Hörgeräten, aber wenigstens kam auch etwas Leistung in meinen Ohren an. Ich schnappte mir meine Wohnungsschlüssel und machte mich geradewegs auf, um die Geräte von meinem Akustiker überprüfen zu lassen. Rückwirkend hätte ich, anstatt nach Hause zu fahren, auch direkt meinen Akustiker aufsuchen können, aber ich fühlte mich unwohl und wollte erst einmal einfach nur weg. Weg vom Public Viewing, weg von der Straße, weg von anderen Menschen. Einfach nur weg.

Mein Akustiker reinigte die Geräte noch einmal professionell, was zwar erstaunlich lange dauerte, aber immerhin gab er sie mir danach mit einem zuversichtlichen Lächeln wieder zurück. Als ich die Hörgeräte eingesetzt hatte und er bemerkte, dass ich ihn wieder verstehen konnte, sagte er zu mir: »Herr Schlag, das nächste Mal trinken Sie das Bier doch lieber, als es in die Hörgeräte zu kippen.« Er lachte. Ich lachte mit. Shit happens. Für das nächste Public-Viewing-Event kaufte ich mir einen Strohhut, der mit einer schwarz-rot-goldenen Banderole umwickelt war. Der würde genügend Bier abhalten.

FREMDSPRACHEN

Dass ich Hörgeräte trage, wurde mir während des Studiums nicht nur beim Public Viewing, sondern auch einmal auf dem Weg zur Uni bewusst. In Trier gibt es die Wilhelm-Hubert-Cüppers-Schule, die sich auch an Kinder und Jugendliche richtet, die eine Hörschwäche haben.

Eines Morgens, ich stand im Mittelteil des Busses, stieg eine Gruppe von Schüler*innen ein, die gerade auf dem Weg zu dieser Schule waren. Ich schätzte sie auf zwölf oder dreizehn Jahre. Als mich einer von ihnen sah und meine Hörgeräte bemerkte, fing er in Gebärdensprache ein Gespräch mit mir an. Er lächelte, teilte sich mit und wartete auf meine Reaktion. Ich verstand ihn nicht.

In dem Moment fühlte ich mich mies. Ich hätte ihm wirklich gern in Gebärdensprache geantwortet. Leider sprach ich seine Sprache nicht. Er nahm an, dass ich sie kennen musste, und ich fragte mich, ob er damit vielleicht sogar Recht hatte. Ich fühlte mich augenblicklich wie jemand, der zwischen zwei Welten gefangen war. Einerseits war ich genau wie diese Jungen und Mädchen, die in den Bus gestiegen waren. Sie trugen Hörgeräte und ich trug ebenfalls welche.

Doch die Kette von Entscheidungen und Ereignissen, die mein Leben bisher gebildet hatte, hatte nicht dazu geführt, dass ich Gebärdensprache erlernt hatte. Ich musste sie einfach nicht erlernen. Ich erhielt die medizinische Aufmerksamkeit und vor allem meine ersten Hörgeräte vermutlich gerade noch rechtzeitig, sodass ich statt der

Gebärdensprache die Lautsprache erlernen konnte. Zwar war dafür die Unterstützung eines Logopäden erforderlich, aber die Behandlung bei ihm hat mich nie gestört.

Ich hatte keine Schule besucht, die Kinder mit Hörschwächen besonders förderte, und ich konnte meine Umgebung ziemlich gut hören, wenn ich meine Hörgeräte trug. Flüssig sprechen konnte ich mittlerweile auch.

Die Kinder, die mir gegenüberstanden, konnten das teilweise nicht. Ihre Hörgeräte verstärkten sicher auch die Töne in ihrer Umgebung, aber ob diese Töne sich in ihren Ohren zu einem freundlichen Wort oder einer wohlklingenden Melodie zusammenfügten, konnte ich nur erahnen. Sie tippten sich gegenseitig auf die Schultern, um auf sich aufmerksam zu machen, und fingen sogleich an, sich in Gebärdensprache zu verständigen. Ihre Arme und Hände formten bestimmt auch freundliche Worte oder wohlklingende Melodien, nur leider konnte ich nichts davon verstehen.

Dem Jungen, der das Gespräch mit mir aufgenommen hatte, sagte ich, dass ich ihn leider nicht verstehen könne. Ich achtete darauf, laut und deutlich zu sprechen. Vielleicht half ihm die Lautstärke ein bisschen, zumindest aber hoffte ich, dass er durch meine deutliche Aussprache von meinen Lippen ablesen konnte.

Anscheinend konnte er es. Er lächelte, winkte mir zu und drehte sich wieder zu seinen Freund*innen um.

Obwohl mir dieses Erlebnis so deutlich in Erinnerung geblieben ist und ich es ehrlich schade fand, dass ich mich nicht mit dem Jungen unterhalten konnte, habe ich bis heute keine Gebärdensprache gelernt. Vielleicht war ich bislang einfach zu bequem dazu. Ich kenne aber auch niemanden, mit dem ich mich in Gebärdensprache unterhalten könnte.

Dieses seltsame Schuldgefühl, das jedes Mal aufkommt, wenn ich sehe, wie sich Menschen in Gebärdensprache unterhalten, kann ich mir nur schwer erklären. Ich denke dann nur: »Sprich mich bitte nicht an, ich kann mich nicht mit dir unterhalten!« Denn diese Welt, in der Menschen ausschließlich in Gebärdensprache kommunizieren, habe ich nie betreten. Und doch fühlt es sich an, als sei ich ein seltsamer und fremder Teil von ihr.

Überhaupt habe ich große Mühe, fremde Sprachen zu lernen und zu verstehen. Als erste Fremdsprache stand bei mir seit der fünften Klasse Englisch auf dem Stundenplan und ich bin rückblickend ganz sicher, dass ich seit der fünften Klasse große Schwierigkeiten damit hatte.

Sprachen werden Kindern in unseren Schulsystemen oft unglaublich technisch und lieblos beigebracht. Zumindest war das damals bei mir so. Anstatt einer fremden Sprache zu lauschen, sich in ihr so gut und so viel es geht zu unterhalten, zu singen oder Gedichte zu lesen, wird die Sprache in ihre hundertfünfzigtausend Einzelteile zerlegt und den Kindern in staubtrockener Grammatik in ebendiesen Teilen präsentiert.

Das Schöne, das Melodische und das wunderbar Ganzheitliche einer Sprache gehen dabei aus meiner Sicht völlig verloren. So sehr ich diesen Ansatz kritisiere, so sehr hat er mir doch durch die fünfte und sechste Klasse geholfen. Wir mussten kaum zusammenhängenden Texten auf Englisch zuhören, und uns auf Englisch unterhalten mussten wir uns auch nicht besonders viel. Ab und zu mal einzelne Wörter oder kurze Sätze nachzuplappern war für mich kein großes Problem.

Irgendwann ab der siebten Klasse wurden die Sätze allmählich länger und mein Englischlehrer erwartete zumindest ein bisschen mehr Sprachgefühl von uns. Oh, wie sehr ich diesen Lehrer fürchtete. Er muss damals schon Ende 50 gewesen sein, trug jeden Tag Anzug, Hemd und Krawatte und überragte mit seinen fast zwei Metern nicht nur mich, sondern auch alle meine Mitschüler*innen. Vielleicht war er doch ein bisschen kleiner, aber er wirkte so gigantisch, so dominant, so autoritär, dass ich in jeder Englischstunde am liebsten mit der Tischplatte verschmolzen und unsichtbar geworden wäre.

Für mich war das die Zeit, in der ich den Anschluss verlor. Zwar wurde uns die Sprache immer noch ziemlich technisch beigebracht und man konnte die Aufgaben in den Tests strategisch fast genauso lösen, als würde man eine Matheaufgabe bearbeiten, aber bei mir reichte es nicht mehr und meine Note rutschte von »gut« über »befriedigend« zu »ausreichend« bis hin zu »mangelhaft«.

Zwar war ich mit einer Fünf auf dem Zeugnis nicht versetzungsgefährdet, aber es ärgerte mich sehr, dass ich mir den Weg aufs Gymnasium erst erkämpfen musste und es nun den Anschein hatte, als könnte ich über die Fremdsprache Englisch an diesem Weg scheitern. Mit der achten Klasse kämpfte ich mich auf eine Vier zurück, behielt diese Note mit wenigen Schwankungen aber bis zum Abitur bei. Englisch wurde zu meinem absoluten Hassfach. Es war für mich eben dieses Fach, das meinen Puls in die Höhe trieb, wenn mein Lehrer die Stunde eröffnete. So ein Fach war das. Ständig war ich in Sorge, etwas nicht richtig zu verstehen oder nicht richtig auszusprechen und mich bis auf die Knochen zu blamieren.

Auch die deutsche Sprache hatte ich mir mit einiger Mühe erschließen müssen. Ich verbrachte die ersten drei Lebensjahre ohne Hörgeräte, war danach in logopädischer Behandlung und lernte nach und nach, neben meinen Ohren auch auf Kontext, Lippenbewegungen, Gestik und Mimik zu achten. Hören ist für mich und sicherlich auch für viele andere ein besonders komplexer Prozess, der eben nicht nur mit den Schallwellen zu tun hat, die durch den Raum wandern.

Englisch zu lernen war für mich ein Kaltstart in eine andere Sprache, in der mir viele Informationen fehlten, die ich normalerweise heranzog, um zu verstehen. Selbst Mimik und Gestik wurden mir bei diesen doofen »listening comprehensions«, also beim Hörverstehen, das oft mit Kopfhörern getestet wurde, weggenommen. Ich hatte dann gar nichts mehr, woran ich mich orientieren konnte, und fühlte mich mit dieser fremden Sprache, die in meine Hörgerätmikrofone drang und über ein gutes oder schlechtes Zeugnis entschied, ziemlich alleine.

Während meiner Schulzeit galt mein einziges Interesse dem Ziel, dieses Fach zu überstehen, und, wenn es irgendwie ging, keine Fünf im Zeugnis zu bekommen. Das ist mir zwar ganz gut gelungen, aber bis zuletzt lösten die Englischstunden in mir ein Gefühl von panischer Angst aus.

Als zweite Fremdsprache konnte ich zwischen Latein und Französisch wählen und entschied mich für Latein, weil es heute, außer im Vatikan, nirgendwo mehr Amtssprache ist und ich nicht befürchten musste, mich mit jemandem auf Latein zu unterhalten.

Heute kann ich mich flüssig auf Englisch unterhalten und die Sprache ohne Probleme verstehen. Fast genauso gut wie Deutsch. Ich behaupte, dass ich das nicht dem Englischunterricht in der Schule zu verdanken habe. Klar, ein paar Grundlagen und jede Menge Vokabeln habe ich mitgenommen, aber mich unterhalten zu können, die Sprache zu verstehen, Filme und Serien auf Englisch zu streamen – das alles habe ich erst nach der Schule gelernt.

Vielleicht musste ich mich nur frei genug fühlen, selbst einen Zugang zu der Sprache zu finden und das enge Schulenglischkorsett abstreifen. Geholfen hat mir dabei auch meine Neugierde, die mich dazu trieb, mich während des Studiums für einen Auslandsaufenthalt über das Erasmus-Programm des Europäischen Parlaments zu bewerben. Es handelte sich dabei um ein Teilstipendium, bei dem zumindest die Studiengebühren im Ausland wegfallen und die Leistungen, die während des Aufenthalts erbracht werden, an der eigenen Uni ziemlich unkompliziert anerkannt werden können. Darüber hinaus gab es auch einen kleinen finanziellen Zuschuss jeden Monat.

Ich war zwar froh, dass die Studiengebühren nicht anfielen, und freute mich auch über den finanziellen Zuschuss, aber mir war auch klar, dass jeden Monat trotzdem noch eine ganze Menge anderer Ausgaben anfallen würden. Als ich hörte, dass die Miete für ein Zimmer im Studentenwohnheim in London jeden Monat alleine 600 Euro verschlingen würde, strich ich die Stadt aus meinen Bewerbungsunterlagen heraus und wählte als meinen ersten Wunsch Istanbul aus. Ich wurde angenommen.

Die Vorlesungen und Prüfungen in Istanbul fanden auf Englisch statt und auch mit den Studierenden aus der Türkei und den anderen europäischen Ländern konnte ich mich nur auf Englisch unterhalten. Natürlich waren auch einige andere Deutsche da – Deutsche sind einfach immer überall –, aber um den Alltag zu bestreiten, führte kein Weg an Englisch vorbei. Dazu kam, dass ich nicht mit anderen deutschen Studierenden zusammenwohnte, sondern mir eine Wohnung in der Nähe der berühmten Istiklal-Straße mit zwei slowakischen Studenten und einem türkischen Mann – er war vielleicht Mitte 50 – teilte.

Die ersten Tage waren sehr schwer für mich. Ich bekam den Mund kaum auf und traute mich nicht so recht, mich mit den anderen zu unterhalten. Aber es ging ja nicht anders. Der Stundenplan musste abgestimmt, die Wohnung musste angemietet und die Nächte mussten durchgefeiert werden. Auf Englisch.

Und plötzlich ging alles ganz schnell. Da, wo die Schule mir eine Sprache in hundertfünfzigtausend Teilen präsentierte, zeigte sich nun zum ersten Mal ein Gesamtbild. Mein Wortschatz vervielfachte sich, ich konnte den Sinn aus dem Kontext ableiten, konnte Mimik und Gestik wahrnehmen und lernte, die Lippenbewegungen der anderen Studierenden besser zu deuten.

Jetzt, wo ich das alles hatte, empfand ich es sogar als einfach, die Sprache zu verstehen und zu sprechen. Nur einen französischen Austauschstudenten verstand ich bis zu meinem letzten Tag nicht. Aber das hatte weder etwas mit meiner Hörschwäche noch mit meinen Englischkenntnissen zu tun.

Die Angst davor, mich auf Englisch zu unterhalten, habe ich verloren. Der Weg dahin war lang und mühsam und ich bin überzeugt davon, dass er auch mit meiner Hörschwäche zusammenhängt. Bis heute arbeite ich daran, mein Gefühl für die Sprache nicht zu verlieren und sie durch Reden, Lesen und Hören in meinen Alltag zu integrieren. Ich hätte auch keine Angst davor, in den nächsten Jahren eine berufliche Station im Ausland einzulegen. Ich musste nur lernen, wie ich am besten einen Zugang zu einer fremden Sprache finde. Der starre schulische Ansatz war es jedenfalls nicht.

DIE HÖCHSTEN GEFÜHLE

Als ich meiner Frau davon erzählte, dass ich dieses Buch schreiben möchte, wollte sie mich unterstützen.

»Wenn du noch eine Geschichte brauchst, dann kannst du ja schreiben, dass mir deine Hörgeräte gar nicht aufgefallen sind, als wir uns kennengelernt haben!«, gestand sie mir.

»Ehrlich?« Meine Verwunderung war groß. Immerhin trage ich Hörgeräte, die hinter dem Ohr aufliegen. Ich bin immer davon ausgegangen, dass jeder meine Hörgeräte direkt wahrnimmt.

»Ja, wirklich!«, bestätigte sie mir. »Ich habe deine Hörgeräte erst bemerkt, als wir uns zum ersten Mal geküsst haben. Du weißt schon, damals im Auto vor dem Haus meiner Eltern.«

Natürlich konnte ich mich daran noch erinnern. Glauben konnte ich es ihr aber noch nicht so recht. Wir hatten uns vorher bereits einmal getroffen und an dem Abend, an dem wir uns zum ersten Mal küssten, waren wir vorher Schlittschuhlaufen und holten uns danach bei McDonalds ein Eis. Es war kein klassisches Date mit Essen und Kino, aber dafür ein sehr lebendiges und spaßiges und ich würde es mit ihr genauso jederzeit wiederholen. Wir hatten also an diesem Abend schon einige Stunden zusammen verbracht und ihr waren die Hörgeräte nicht aufgefallen?

Ich musste noch einmal ungläubig nachfragen.

»Ja, wirklich«, bestätigte sie mir. »Ich habe sie erst bemerkt, als wir uns küssen wollten und deine Hörgeräte kurz angefangen haben zu pfeifen.«

»Wie romantisch«, dachte ich.

Als sie mir die Geschichte erzählte, waren wir gerade auf dem Weg zu unserer Lieblingseisdiele und ich fragte nicht näher nach. Ich freute mich auf das Eis und einem kleinen Teil von mir war es auch nach all den Jahren noch ein bisschen peinlich, dass meine Hörgeräte anfingen zu pfeifen, als ich die Frau, die ich später heiratete, zum ersten Mal küsste.

C'est la vie! Geheiratet hat sie mich ja trotzdem und schlimm fand sie das alles anscheinend auch nicht. Ich selbst kann mich bis heute an viele Details unseres ersten Dates erinnern, aber das Pfeifen der Hörgeräte habe ich anscheinend verdrängt. An das Wichtigste – nämlich den Kuss – erinnere ich mich aber immer noch.

Nicht richtig hören zu können und auf Hörgeräte angewiesen zu sein, hat immer einen Einfluss auf die Menschen, mit denen wir viel Zeit verbringen. Im ersten Teil unseres Lebens müssen sich unsere Eltern auf die besonderen Umstände einstellen, die eine Hörschwäche mit sich bringt. Auch meine Mutter musste irgendwann lernen, dass ich sie nicht immer hören konnte, wenn sie mich quer durch unser Haus zu sich rief, oder dass ich Schwierigkeiten hatte, sie zu verstehen, wenn sie mit mir sprach, während sie sich umdrehte und in einen anderen Raum ging.

Da ich lange Zeit keinen eigenen Wecker hatte, übernahm mein Vater diesen Job jeden Tag, und es kann auch schwierig sein, sich innerhalb der Familie auf eine für alle akzeptable Fernsehlautstärke zu einigen.

Unseren Eltern fallen diese kleineren und größeren Abstimmungen vermutlich einigermaßen leicht. Natürlich sind einige von diesen Abstimmungen auch mit

Kompromissen verbunden, aber im Großen und Ganzen sind sie auszuhalten. Eltern haben auch kaum eine andere Wahl. Immerhin haben sie sich ihre Beziehung zu uns nicht ausgesucht, genauso wenig, wie wir uns unsere Beziehung zu ihnen ausgesucht haben. Ob wir wollen oder nicht: Mindestens bis zum achtzehnten Lebensjahr sind Kinder an ihre Eltern gebunden und Eltern übernehmen Verantwortung für ihre Kinder.

Anders steht es um die Beziehungen, die wir freiwillig eingehen. Mit Freund*innen, Sportkamerad*innen und eben mit Partner*innen.

So sehr ich meine Freunde auch mochte, wenn wir uns einander einmal zu viel wurden, gingen wir uns für ein paar Stunden, Tage oder auch Wochen aus dem Weg. Spätestens in einer Partnerschaft wird es über kurz oder lang aber schwierig, sich aus dem Weg zu gehen, und in den allermeisten Fällen möchte man das auch gar nicht.

Wie also würde sich ein Mädchen mir gegenüber verhalten? Würde sie bereit sein, meine Einschränkungen zu akzeptieren und sich auf mich einzulassen? Musste ich Bedenken haben? Ich war jung, völlig überfordert und wusste im Prinzip nur, dass ich einfach nichts wusste.

Glücklicherweise schafft das Leben manchmal schneller neue Realitäten, als wir uns das vorstellen können. Ich drängte diese Gedanken einfach beiseite und nahm mir vor, mich nicht weiter damit zu beschäftigen. Es würde schon alles gut werden. Und so kam es dann ja auch.

MORGENS AUFWACHEN

Wie einige andere Paare auch trafen wir uns, hatten ein paar Dates, kamen zusammen, zogen irgendwann in eine gemeinsame Wohnung, heirateten und leben immer noch zusammen.

Ich erinnere mich noch gut daran, wie es war, bei ihr zu übernachten. Da ich Hörgeräte trage, die hinter dem Ohr aufliegen, und ich beim Schlafen am liebsten seitlich liege, konnte ich die Hörgeräte nachts nicht im Ohr lassen.

Als ich noch bei meinen Eltern wohnte, war das kein Problem: Ich zog die Geräte immer kurz vor dem Schlafengehen aus, löschte das Licht und sank in einen tiefen und ruhigen Schlaf.

Wenn man als Paar nebeneinander einschlafen will und das Licht ausschaltet, kann es natürlich vorkommen, dass einer von beiden nicht einschlafen kann, unbedingt noch etwas sagen oder erzählen möchte oder es irgendeinen anderen Abstimmungsbedarf gibt. Das wollte ich natürlich nicht verpassen und ich wollte von meiner Freundin auch nicht verlangen, nicht mehr mit mir zu reden, nur, weil das Licht ausgeschaltet war.

Einschlafen funktioniert nun einmal für die meisten Menschen nicht statisch. Licht aus, Augen zu und ins Traumland eintauchen – das können nur die wenigsten. Also ließ ich am Anfang immer ein Hörgerät im Ohr und legte mich auf die Seite, auf der ich das Hörgerät ausgezogen hatte. Wenn ich nachts aufwachte, um mich auf die andere Seite zu drehen, tauschte ich die Hörgeräte jedes Mal aus.

Ich habe die Fähigkeit, binnen Sekunden wieder einschlafen zu können – meine Frau findet das sowohl beängstigend unnormal als auch weltrekordverdächtig –, aber natürlich nervte es, bei jedem Seitenwechsel in dem einem Ohr das Hörgerät aus- und in dem anderen Ohr das Hörgerät wieder anzuziehen. Das machte ich monatelang so, bis ich mich sogar ein wenig daran gewöhnte.

Die Vorteile lagen auf der Hand: Ich konnte hören, ob meine Freundin wach wurde, ob sie mit mir redete, ob nachts irgendein Geräusch auf eine Gefahr hinwies, und ich konnte auch mitreden, wenn ich gefragt wurde, ob ich den starken Regen, die Donnerschläge oder die viel zu laute Musik aus der Eckkneipe gehört hatte.

Ja, mit einem Hörgerät im Ohr hörte ich das alles, ohne meine Hörgeräte aber nicht. Die Geräusche der Nacht gehören zu einer Beziehung ganz selbstverständlich dazu und ohne meine Hörgeräte schien etwas zu fehlen. Ohne meine Hörgeräte fühlte es sich an, als würden sich unsere Welten nachts trennen. Meine Freundin – heute meine Frau – verbringt die Nacht in der Welt der Hörenden und ich verbringe sie in einer Parallelwelt, in der ich weder Starkregen noch Donnerschläge, laute Nachbar*innen oder betrunkene Kneipengänger*innen wahrnehme.

Ich wusste, dass ich mich verstellte und mich unnatürlich verhielt. Ich mochte meine ruhigen Nächte, mochte meine schöne stille Parallelwelt, in der ich durchschlafen konnte, weil ich mich nicht mit meinen Hörgeräten beschäftigen musste und mir laute Geräusche nichts anhaben konnten. Ich wollte aber auch eine gute Beziehung führen und hasste es, nachts von meiner

Freundin getrennt zu sein und nicht die gleichen Erfahrungen zu machen wie sie.

Mittlerweile weiß ich, dass ich mich damals gar nicht hätte verbiegen müssen. Meine Freundin hätte mich ganz sicher nicht deshalb verlassen. Sie fragte sogar mehrmals nach, ob ich denn mit einem Hörgerät schlafen konnte, und ich bestätigte es ihr jedes Mal. Ich konnte es ja, wenn auch mit einigem Aufwand.

Meine Hörgeräte trage ich nachts schon lange nicht mehr. Irgendwann fühlte ich mich sicher genug, die Geräte abends auszuziehen und in meine eigene kleine stille Welt einzutauchen. Den Starkregen, das Donnergrollen und laute Nachbar*innen muss ich nicht zwingend hören und meine Beziehung geht daran ganz sicher nicht zugrunde. Sollte ich tatsächlich nachts einmal aufwachen müssen, kann man mich jederzeit wecken. Anstoßen, treten oder aus dem Bett rollen – selbst jemand mit meinen Schlaffähigkeiten wacht irgendwann auf und dann habe ich die Hörgeräte auch sehr schnell wieder eingesetzt und eingeschaltet.

Natürlich neckt mich meine Frau damit, dass ich nachts kaum etwas mitbekomme und viel besser durchschlafen kann als sie. Ich habe gelernt, die Nächte zu genießen. Dank meiner Hörschwäche gehören sie ganz allein mir.

Meine ersten Beziehungserfahrungen wären sicher wesentlich einfacher gewesen, wenn ich mutiger und reifer gewesen wäre. Hätte ich mit meiner Freundin gesprochen und ihr von meiner Welt und meinen Gedanken erzählt, hätte ich mich niemals derart verbiegen müssen. Ich habe es nicht getan und mich dadurch nicht von jedem anderen Teenager unterschieden, der für seine erste Beziehung vor allem eines mitbringt: Eine ordentliche Portion Unsicherheit.

Morgens aufzuwachen ist ein Thema für sich. Ein Wecker, der so laut ist, dass er mich aus dem Schlaf reißen würde, wäre nicht beziehungsfreundlich und vermutlich noch nicht einmal gesund. Ich habe nie so einen Wecker besessen. Meine Freundin hatte aber einen. Dass sie auf einen so lauten Wecker angewiesen war, lag einfach daran, dass sie einen Studentenjob an einem Flughafen hatte und irre früh aufstehen musste. Bis heute bin ich davon überzeugt, dass der Wecker mehr mit Körperverletzung als mit Aufwachen zu tun hatte und die Strafgerichte beschäftigen sollte. Sein laut schillerndes »trööt, trööt, trööt« ging durch Mark und Bein und ich hatte Angst davor, abends einzuschlafen, wenn ich wusste, dass der Wecker auf vier Uhr morgens eingestellt war.

Als meine Freundin und ich in eine gemeinsame Wohnung gezogen sind, habe ich den Wecker in einen Karton gepackt und in der hintersten Kellerecke verstaut. Im Laufe unserer Umzüge ist er dann irgendwann verschwunden. Insgeheim hoffe ich, dass er von selbst aus dem Karton gekrabbelt ist und den Weg zurück zu seinem Erfinder gefunden hat. Ich stelle mir vor, dass er sich bei ihm klammheimlich auf die Bettkante gesetzt und mitten in der Nacht ein letztes Mal aus dem tiefsten Winkel seiner Platine »trööt, trööt, trööt« gerufen hat. So ein Mistding!

Wach werden geht aber auch sanfter, selbst dann, wenn man eine Hörschwäche hat. Bis zur zehnten Klasse hat mich morgens mein Vater geweckt. Das war schon deshalb kein Problem, weil er sowieso zu einer ähnlichen Zeit aufstehen musste wie ich, um zur Arbeit zu fahren. Irgendwann passte der hervorragende Weckservice meines Vaters allerdings nicht mehr so recht zu meinem Leben.

Es kam häufiger vor, dass ich zum Beispiel auch am Wochenende früh aufstehen wollte, weil ich mit Freund*innen verabredet war, oder an Schultagen auch mal etwas länger schlafen konnte, weil ich in der ersten Schulstunde keinen Unterricht hatte. Um flexibel und nicht mehr auf meinen Vater angewiesen zu sein, bekam ich einen Lichtwecker. Kein tolles Teil, aber immerhin konnte ich von nun an alleine wach werden.

Der Lichtwecker weckte mich – wie der Name verrät – mit Licht. Genaugenommen handelte es sich um schnell abgefeuerte grelle Lichtblitze, die man eher in einer 90er-Jahre-Disco als in einem Schlafzimmer vermutet hätte. Aber sie erschreckten mich zumindest nicht und ich brauchte sie, um wach zu werden.

Es gibt langsam heller werdende Lampen, die auch von Menschen, die keine Hörschwäche haben, als Wecker benutzt werden, doch die hätten mich nicht aus meinem Schlaf reißen können. Ich hatte das Glück, dass meine Freundin sich nicht an meinem Lichtwecker störte und ich ihn selbst dann weiter benutzen konnte, als wir zusammenzogen und zu unterschiedlichen Uhrzeiten aufstehen mussten. Vielleicht lag es daran, dass sie nie gelernt hat, von Licht wach zu werden. Ich weiß es nicht, aber es funktionierte gut.

Überraschenderweise gibt es gar nicht so viele Hersteller, die Wecker für Menschen mit Hörschwäche entwickeln und anbieten. Noch heute habe ich das Gefühl, dass der Markt eher dünn bestückt ist. Mittlerweile habe ich meinen Licht-wecker gegen einen Vibrationswecker getauscht und mich dieses Jahr mit einem der neusten Modelle ausgestattet: Ein sogenanntes »Vibrationskissen« – wobei der Begriff irreführend ist, denn es ist weder so groß noch so weich wie ein Kissen. Vielmehr handelt es sich um einen kleinen weißen Gegenstand, ungefähr so groß wie ein Handteller, der aus Hartplastik besteht. Der Name Vibrationskissen rührt wahrscheinlich daher, dass man sich das Teil unter oder in das Kopfkissen legt.

Das Modell, das ich derzeit benutze, lässt sich per App auf eine von mir gewählte Weckzeit einstellen, blinkt kurz auf, um die Einstellung zu bestätigen, und weckt mich zuverlässig am nächsten Morgen, indem es anfängt zu vibrieren. Die Vibrationsstärke kann man natürlich auch einstellen. Wer mit dem Gefühl wach werden möchte, als würde der eigene Kopf mit Höchstgeschwindigkeit durch die kleinsten Löcher einer Käsereibe gerieben, kann gern die höchste Stufe wählen. Ich selbst gebe mich mit der niedrigsten Stufe zufrieden.

Für mich ist das Vibrationskissen perfekt. Es ist klein, leicht, zuverlässig und es verzichtet auf überflüssigen Schnickschnack, allen voran das Anzeigen einer Uhrzeit. Dafür nehme ich ohnehin mein Handy. Auch nachts.

EINE GEMEINSAME WOHNUNG

Einen gemeinsamen Haushalt zu führen, bringt natürlich noch weitere Besonderheiten mit sich.

Meine Frau hat zum Beispiel die Angewohnheit, aus einem anderen Raum heraus mit mir zu reden. Wenn sie das tut, verstehe ich bei normaler Lautstärke eigentlich gar nicht, was sie mir sagen will. Wenn ich mich im Wohnzimmer aufhalte und sie gerade im Schlafzimmer etwas in ihren Kleiderschrank räumt, dann wissen ihre Socken ganz genau Bescheid, dass ich noch daran denken soll, den Müll rauszubringen, oder dass ich damit anfangen soll, das Gemüse fürs Abendessen zu schnippeln. Während die Socken meiner Frau also geduldig zuhören, sitze ich womöglich im Wohnzimmer auf der Couch und höre nichts als undeutliches Gemurmel. Häufig weiß ich nicht einmal, ob sie Selbstgespräche führt, singt oder ob ich tatsächlich angesprochen bin.

Also gehe ich jedes Mal zu ihr hin. Egal, ob ich auf der Couch liege, gerade den Abwasch erledige und nasse Hände habe oder etwas mache, wobei ich mich eigentlich konzentrieren muss. Ich lasse immer alles stehen und liegen, gehe zu ihr und frage nach, ob ich gemeint war, und wenn ja, was sie mir denn sagen möchte. Ich bin in dieser Hinsicht einfach nicht multitaskingfähig. Wenn ich etwas hören soll, muss ich mich sehr genau darauf konzentrieren. Ich brauche dann alle Informationen, die ich bekommen kann. Aber bei einer beiläufigen Mitteilung in normaler Gesprächslautstärke aus einem anderen Raum heraus habe ich einfach keine Chance.

Natürlich meint sie es nicht böse. Auch, wenn ich mich immer wieder ein bisschen darüber aufrege, bin ich mir bewusst, dass sie sich nur deshalb so verhält, weil meine Hörgeräte für sie in unserem gemeinsamen Alltag keine allzu große Rolle spielen und sie anscheinend immer wieder vergisst, dass ich sie trage.

Für sie – wie für viele andere Menschen auch – ist es eben völlig normal, ab und zu auch mal aus einem Nebenraum heraus zu kommunizieren. Anstatt sie also immer wieder darauf hinzuweisen, dass ich Gespräche am liebsten von Angesicht zu Angesicht führe, gehe ich eben zu ihr hin. Es gibt Situationen, in denen sie wegen meiner Hörgeräte ein paar Schritte auf mich zugehen muss, dann kann ich hierbei auch ein paar Schritte auf sie zugehen.

Eine dieser Situationen, in denen sie sich mir ein bisschen anpassen muss, ist, wenn wir zusammen fernsehen. Die Lautstärke ist meistens zwei bis drei Stufen höher eingestellt, als sie es wäre, wenn meine Frau alleine vor dem Fernseher sitzen würde. Doch ich weiß, dass sich einige Paare und auch Familien immer wieder über die richtige Fernsehlautstärke streiten, auch wenn niemand der Anwesenden Hörgeräte trägt. Es soll sogar Paare geben, die sich zum Fernsehgucken jeweils einen eigenen Kopfhörer aufsetzen, damit auch die individuell perfekte Lautstärke eingestellt werden kann.

Für jemanden, der Hörgeräte trägt, ist der Aufbau und der Abstand zum Fernseher, oder besser gesagt zu den Lautsprecherboxen, nicht ideal. Meistens stehen sie zu weit weg. Der Ton muss erst einmal durch unser halbes Wohnzimmer wandern, bevor er es über die Couch bis in die Mikrofone meiner Hörgeräte schafft. Dazu kommt, dass moderne Fernseher über ziemlich schlechte Boxen und dadurch über eine erstaunlich schlechte Audioqualität verfügen. In den flachen Geräten ist schlicht nicht genug Platz dafür. Eine Soundbar, ein separater Receiver mit zwei einzelnen Boxen als Kompaktanlage, oder eine Dolby-Surround-Anlage können hier wahre Wunder wirken.

Natürlich hat sich auch die Industrie dieses Themas angenommen und eine Reihe von Hilfsmitteln entwickelt, die Menschen mit einer Hörschwäche beim Fernsehen unterstützen. Meistens handelt es sich dabei aber um irgendwelche zusätzlichen Apparate, die man sich als Hörgerätträger*in um den Hals hängen muss.

Ich war nie ein besonders großer Freund von diesen zusätzlichen Hilfsmitteln. Ich fand immer, dass meine Hörgeräte ausreichen sollten. Sie sollten so gut sein, dass sie mich in jeder erdenklichen Lebenssituation unterstützen können. Auf der Couch zu sitzen und mir einen von diesen Verstärkern um den Hals zu binden, kommt mir (noch) nicht in den Sinn. Vielleicht bin ich in dieser Hinsicht aber auch etwas verbohrt und kein besonders gutes Vorbild. Ich weiß, dass es viele Menschen gibt, die auf solche Verstärker angewiesen sind, um gemütlich fernzusehen, oder die ihre Türklingel nicht hören können und deshalb die Unterstützung einer Lichtsignalanlage brauchen.

Ich bin froh, dass es diese Hilfsmittel gibt – und zum Aufwachen benutze ich ja selbst eines, das speziell für Menschen mit Hörschwäche entwickelt wurde –, aber ich habe mir trotzdem in den Kopf gesetzt, soweit es geht darauf zu verzichten. Vielleicht werde ich sie irgendwann nutzen müssen, aber ich möchte nicht vorauseilen und mich jetzt schon daran gewöhnen.

Als ich Anfang 2020 neue Hörgeräte bekommen habe, wollte mir mein Akustiker beispielsweise einen kleinen Verstärker – ungefähr halb so groß wie eine Zigarettenschachtel – schmackhaft machen. Diesen Verstärker könnte ich in einer Besprechung beispielsweise am gegenüberliegenden Tischende platzieren und er würde die Wortbeiträge der Menschen, die weit von mir entfernt sitzen, via Bluetooth direkt in meine Hörgeräte senden. Auch könnten Vortragende während einer Präsentation den Verstärker am Hemd oder der Bluse befestigen und damit würde jedes gesprochene Wort direkt in meinen Hörgeräten landen. Das System wird vielfach auch von schwerhörigen Kindern benutzt, die ihren Lehrkräften zu Beginn einer Stunde den Verstärker in die Hand drücken, und dagegen ist natürlich überhaupt nichts einzuwenden.

Doch für mich geht es auch ohne das alles. Sollte mein Hörvermögen irgendwann nicht mehr ausreichen und ich auf solche Hilfsmittel angewiesen sein, dann werde ich froh sein, dass es sie gibt, und sie gern in meinen Alltag integrieren. Bis dahin – und ich habe das Glück, dass ich das kann – helfe ich mir mit einer Pioneer-Anlage aus, um den mickrigen Boxen in meinem Fernseher zu trotzen. Schließlich kommt es nicht nur auf die Lautstärke, sondern auch auf die Tonqualität an.

SPORT

Sport hat in meinem Leben schon immer eine große Rolle gespielt. Ich scheine nicht sehr musikalisch zu sein und malen und basteln kann ich leider auch nicht besonders gut, aber ich habe mich schon immer gern bewegt. Ich war ein ruhiges Kind, aber wenn ich die Möglichkeit hatte, zu rennen, zu springen oder Purzelbäume zu schlagen, dann tat ich das gern.

Ich streifte durch die Wälder, die unser kleines Dorf umrahmen, baute Baumhäuser, erklomm Steilhänge – in der Gegend, in der ich aufgewachsen bin, wird Basalt abgebaut – und kletterte auf so ziemlich jeden Baum, der sich mir als Herausforderung präsentierte.

Das Fahrrad war bei uns auf dem Land ein gängiges Fortbewegungsmittel und gerade für uns Kinder oft die erste Möglichkeit, größere Distanzen zu überwinden, um Freund*innen in anderen Dörfern zu besuchen. Irgendwann, da war ich schon in der Oberstufe, entdeckte ich das Laufen für mich und bin dieser wunderbar natürlichen Fortbewegungsform bis heute treu geblieben. In den vergangenen Jahren habe ich mit Freude an verschiedenen Veranstaltungen teilgenommen, wobei ich als Hörgerätträger mit meiner Teilnahme an einem Hindernislauf tatsächlich ein paar Probleme hatte.

SCHMÄHUNGEN UND BUHRUFE

Ausreden habe ich noch nie gern gelten lassen.
Braveheart Battle nannte sich die Veranstaltung und ich wollte unbedingt dabei sein. Dabei sein bei einem dieser verrückten Läufe, die irgendwann um die 2010er-Jahre überall auf der Welt richtig populär wurden. Sie nennen sich Tough Mudder, Spartan Race oder haben einen anderen Namen, der nicht weniger als einen Platz an der Tafel der Götter verspricht.

Diese Rennen sollten für die Härtesten der Harten sein – zumindest taten sie alles, um sich diesen Ruf zu verschaffen. Etwas weniger aufgebläht könnte man all diese Veranstaltungen als »Hindernisläufe« beschreiben. Vielleicht waren sie aber auch mehr als das.

Der Braveheart Battle fand 2013, als ich daran teilnahm, in Oberfranken statt, war 26 Kilometer lang und bestand aus über 45 Hindernissen. Die Teilnehmenden mussten also nicht nur die 26 Kilometer hinter sich bringen, sondern – Ende Februar! – auch mehrmals einen Fluss durchqueren, durch einen See schwimmen, Heuballen erklimmen, Schlammgruben überwinden, unter Stacheldraht hindurchrobben, sich an einer Kletterstange über einen anderen Fluss hangeln und vieles mehr.

Kurz: Es war gemein, anstrengend, matschig und vor allem sehr, sehr nass. Mittlerweile kursieren Bilder von solchen Veranstaltungen auch in den überregionalen Medien und fast immer sieht man darauf geschundene und doch erstaunlich fröhliche Teilnehmer*innen, die von Kopf bis Fuß mit Schlamm bedeckt sind und von denen bestenfalls nur noch das strahlend weiße Lächeln im Gesicht zu erkennen ist.

Die Veranstalter taten jedenfalls alles, um es den Läufer*innen so schwer wie möglich zu machen. Je dreckiger und gequälter die Leute auf den Fotos aussahen, desto größer anscheinend der Erfolg der Veranstaltung. Schließlich wollte man besonders hart sein, um auch weiterhin die zahlreichen Verrückten anzulocken, die bereit waren, sich der Schinderei hinzugeben und dafür sogar noch eine Startgebühr zu bezahlen.

Ich machte damals Crossfit, also eine Art modernes Zirkeltraining, bei dem mit dem eigenen Körpergewicht, Langhanteln und ansonsten eher einfachen Methoden allerhand hochintensive Workouts absolviert werden. Wir trainierten mindestens zweimal in der Woche zusammen, beobachteten uns dabei, wie wir immer fitter wurden, waren natürlich mächtig stolz auf unsere Fortschritte und kamen zwischendurch auf die Idee, unsere Körper bei dem Braveheart Battle zu erproben.

Immerhin hielten wir uns selbst für unglaublich hart. Für mich stand von Anfang an fest, dass ich dabei sein wollte.

Mir war aber auch klar, dass es hierzu einer ganz besonderen Vorbereitung bedurfte. Ich studierte die Homepage, sah mir die Fotos aus dem Vorjahr an und versuchte zu erkennen, mit welcher Art von Hindernissen ich es zu tun haben würde. Leider konnte ich von den über 45 Hindernissen nicht einmal die Hälfte auf den Bildern erkennen. Da Veranstaltungen dieser Art zu einem Mythos aufgebauscht wurden, gab man sich erhebliche Mühe, nicht alle Hindernisse preiszugeben. Ein paar Klassiker gab es meistens, also Hindernisse, die sich in den vergangenen

Jahren bewährt hatten oder eine Art Markenzeichen für das Event bildeten.

Aber die Veranstalter wollten den Teilnehmenden auch Jahr für Jahr etwas Neues und vielleicht sogar Spektakuläres bieten. Ich konnte also nicht genau herausfinden, welche Hindernisse ich in diesem Jahr bewältigen musste. Doch das, was ich im Internet gefunden hatte, reichte schon, um für ein flaues Gefühl in der Magengrube zu sorgen.

Die Flussdurchquerungen würden ein Problem werden. Auf den Fotos vom letzten Jahr konnte ich sehen, dass die Strömung stark und der Fluss teilweise sehr tief war. Das Hangeln an den Kletterstangen würde ebenfalls nicht einfach werden. Ich befürchtete, dass die Stangen von den Teilnehmenden, die schneller waren als ich, bereits dreckig und nass sein und die nachfolgenden Läufer*innen kaum noch eine Chance haben würden, sich an dem glitschigen Aluminium festzuhalten. Rutschte man ab, stürzte man aus anderthalb oder zwei Metern in den Fluss. Keine große Höhe, aber hoch genug, um mit dem Kopf unter Wasser zu geraten.

Eine große Gefahr ging auch von den anderen Teilnehmenden aus. Im Wasser könnte es vorkommen, dass mir jemand bei einem Schwimmzug einen unbeabsichtigten Schlag gegen den Kopf verpasste. Und wenn in den Schlammgruben, die übrigens so tief waren, dass man dort nur mithilfe anderer herauskam, jemand abrutschte und mir seinen schlammverschmierten Schuh gegen den Kopf drückte, würde ich dagegen auch nicht viel tun können.

Ich saß vor meinem Computer, sah mir die Homepage des Events an und hatte große Zweifel, ob ich teilnehmen konnte. Zwar war mir beim Handballspielen in der neunten

Klasse schon aufgegangen, dass ich mit meinen Hörgeräten auch beim Sport gewissen Einschränkungen unterlag, und ich wusste auch, dass ich niemals einen schwarzen Gurt in Judo oder Karate würde erreichen können, aber hier ging es doch im Großen und Ganzen um eine Laufveranstaltung, die nur mit ein paar Hindernissen gespickt war.

Ich weigerte mich mir einzugestehen, dass ich nicht mitmachen konnte. Für einen kurzen Moment dachte ich darüber nach, meine Hörgeräte einfach auszuziehen und den Braveheart Battle halb taub zu absolvieren. Ich verwarf den Gedanken allerdings schnell wieder. In der Gegenwart von anderen fühlte ich mich ohne die Geräte unwohl und hätte sie bereits im Hotelzimmer zurücklassen müssen. Außerdem wollten wir als Crossfit-Gruppe die Herausforderung gemeinsam schaffen. Immerhin konnten einige Hindernisse gar nicht alleine bewältigt werden und ein Teil der Veranstaltung war auf Kommunikation und Kooperation ausgelegt. Da wollte ich nicht außen vor sein.

Also ging ich in ein großes Sportgeschäft, ohne so recht zu wissen, wonach ich dort überhaupt suchte. Ich wusste nur, dass ich nichts unversucht lassen wollte, um doch noch einen Weg zu finden, mit den anderen mitzulaufen. Ich wollte etwas finden, woraus ich mir einen Schutz für meine Hörgeräte basteln konnte. Ich war bereit, um die Ecke zu denken, und wenn ich dafür etwas zerschneiden, kleben, mit Kabelbinder fixieren oder löten müsste. Ein erstes Brainstorming brachte allerdings nur die fabelhafte Idee hervor, mir eine Taucherglocke zu kaufen. Ideal war das nicht.

Als ich hoffnungsvoll durch die Gänge streifte, entdeckte ich eine enge Badekappe. Keines von diesen dünnen Dingern, wie sie im Schwimmbad getragen werden, sondern eine etwas dickere, die auf mich einen wunderbar robusten Eindruck machte. Ich zog sie mir über den Kopf, um zu testen, wie sie saß, ob sie an den Ohren drückte und ob die Hörgeräte anfingen zu pfeifen. Glücklicherweise saß sie sehr gut, sie war eng, drückte aber nicht und es gab keine Rückkopplung, sodass sie auch meine Hörgeräte bedecken konnte. Die Badekappe war gerade so lang, dass sie die Geräte und einen Teil des Verbindungsschlauchs zum Ohrpassstück bedeckte. Die Ohrpassstücke selbst lagen weitestgehend frei. Ich war glücklich, dass ich die Kappe gefunden hatte, war mir aber unsicher, ob sie ausreichen würde. Ich ging weiter zwischen den Regalen umher und kaufte mir noch eine Mütze aus dünnem Fleece, die ich als zusätzlichen Schutz über der Badekappe tragen wollte. Bei der Gelegenheit nahm ich auch noch einen günstigen Neopren-Shorty mit, der zwar nicht meine Hörgeräte schützen würde, aber immerhin meinen Körper, wenn ich Ende Februar mehrmals durch eiskalte Flüsse und einen See schwimmen musste.

Mir war klar, dass meine Hörgeräte trotz Badekappe und Fleecemütze nicht vollständig geschützt waren und ich es immer noch verhindern musste, mit dem Kopf unter Wasser zu geraten. Aber immerhin hatte ich eine Möglichkeit gefunden, Schlamm und Spritzwasser von den Geräten fernzuhalten. Das reichte mir, um mich für das Event anzumelden. Natürlich gab es ein großes Restrisiko. Ich konnte keineswegs garantieren, dass ich die Situation jederzeit unter Kontrolle haben würde, und ich kannte nicht alle Hindernisse. Ich vertraute einfach darauf, dass ich kurzfristig gute Entscheidungen treffen würde.

Sollte meinen Hörgeräten etwas zustoßen oder ich von einem Hindernis ein für alle Mal gestoppt werden, dann wäre es eben so. Aber ich war bereit, die Risiken einzugehen. Ich war bereit, mich nass und verdreckt nach 25 Kilometern kurz vor dem Ziel stoppen zu lassen. Und ich war bereit, den langen Weg nach Oberfranken umsonst zu fahren und auf der Zuschauertribüne zu versauern.

Als der Lauf schließlich begann, hatte ich noch keine Ahnung, welche Anstrengung auf mich zukam. Es war kalt. Sehr kalt. Ich fror und der Veranstalter machte sich offensichtlich einen Spaß daraus, die Teilnehmenden mehrmals durch den eisigen Fluss zu schicken. Bei der ersten Durchquerung reichte das Wasser nur bis zur Hüfte und wir bekamen einen Vorgeschmack auf die Temperaturen, die uns erwarteten. Wir liefen ein bisschen weiter und sollten den Fluss nun zum ersten Mal an einer tiefen Stelle überqueren.

Hierzu entwickelten wir unterschiedliche Strategien. Manche wagten sich langsam in das Wasser, andere wollten den Fluss zwar zügig, aber nicht hastig hinter sich bringen, und wieder andere setzten auf einen kurzfristigen Kälteschock, indem sie mit Anlauf in den Fluss sprangen.

Natürlich landete einer von diesen Spinnern direkt neben mir. Das Wasser spritzte und eine ordentliche Welle ergoss sich in meine Richtung. Über die Welle konnte ich aber einfach hinwegschwimmen und meine Badekappen-Fleecemützen-Konstruktion hielt das Spritzwasser zuverlässig ab.

Als wir nach ein paar harmloseren Hindernissen an einer anderen Stelle wieder zum Fluss geführt wurden, konnte ich schon von Weitem das Aluminiumgestänge erkennen, an dem wir uns über die reißende Strömung hangeln sollten. Mit einer meiner Vorahnungen lag ich anscheinend richtig. Im Anlauf auf das Hindernis konnte ich erkennen, dass die anderen reihenweise von dem Gestänge ins Wasser fielen. Sicher konnte man es schaffen, aber die Alustangen waren bereits so schmierig, dass es ganz besonders viel Kraft und sicher auch ein bisschen Glück gebraucht hätte, um trocken auf die andere Seite zu kommen. Wobei trocken bleiben ohnehin nicht mehr möglich war, weil wir zuvor schon alle durch den Fluss geschwommen waren. Wenn man sich fürs Hangeln entschied, ging es höchstens darum, sich nicht noch einmal dem eiskalten Wasser auszusetzen.

Ich verzichtete auf den Sturz und begab mich einfach direkt ins Wasser. Ich fühlte mich nicht als Betrüger, immerhin war das Wasser für uns alle gleich kalt und gleich dreckig. Nur auf den Sturz verzichtete ich. Im Vergleich zu denen, die es über die Konstruktion bis ans andere Ufer schafften, hatte ich sogar einen Nachteil. Zugegebenermaßen waren das nicht viele. Wir sollten fallen.

Es ist schon seltsam, dass mich dieser Gedanke zu betrügen nicht losließ. Ich musste mich besonders anstrengen, um überhaupt an der Veranstaltung teilzunehmen, und machte mir trotzdem noch Sorgen, dass ich meine eigenen Anstrengungen als ungenügend bewerten würde. Wenn ich die 26 Kilometer absolviere, aber ein einziges Hindernis auslasse, habe ich den Braveheart Battle dann geschafft oder nicht? Darf ich mir die Medaille umhängen? Der Gedanke ließ mich nicht los.

Nachdem wir Schlammgruben überwunden und Heuballen erklommen hatten und sicherlich auch schon unter Stacheldraht oder Stromdraht hindurchgerobbt waren, kamen wir an eine Stelle, an der Schrottcontainer aufgestellt waren. Sie wissen schon, diese ungefähr sieben Kubikmeter großen wannenähnlichen Dinger, die an jeder größeren Baustelle stehen und die wie verrückt schaukeln, wenn sie von einem Kran auf einen Laster gehoben werden.

Die Schrottcontainer waren mit einem Gemisch aus Dreck und Wasser gefüllt. In der Mitte waren sie durch ein Holzbrett so geteilt, dass sich eine vordere und eine hintere Hälfte ergab. Das Holzbrett war dabei tief im Wasser versenkt. Die Teilnehmenden sollten also in die braune Brühe steigen, sich zu dem Holzbrett begeben, tief Luft holen, unter dem Brett hindurchtauchen und auf der anderen Seite den Schrottcontainer wieder verlassen.

Die braune Brühe an sich war eigentlich schon schlimm genug. Hinzu kam, dass das Hindernis eine ganze Weile nach der letzten Flussdurchquerung aufgestellt war. Meine Kleidung war etwas getrocknet und mein Körper bibberte nicht mehr vor Kälte, sondern fing gerade an sich aufzuwärmen. Es war also ein durch und durch gemeines Hindernis und eines, dass ich nicht regelkonform überwinden konnte. Ich lief darauf zu, sah es mir kurz von der Seite an und entschied mich, an den Schrottcontainern vorbeizulaufen. Hätte ich meinen Kopf dort in die Brühe getaucht, wären meine Hörgeräte ganz sicher nicht mehr zu retten gewesen.

Die umstehenden Zuschauer*innen bedachten meine Aktion mit lauten Buhrufen. Durch meine Schwimmkappe und die Mütze konnten sie meine Hörgeräte nicht sehen. Sie konnten nicht sehen, dass ich das Hindernis schlicht nicht so bewältigen konnte wie alle anderen. Nicht weil ich feige wäre, den Dreck oder das eiskalte Wasser gescheut hätte, sondern einfach nur, weil ich eine Behinderung habe, die für andere in diesem Moment unsichtbar war.

Diese Buhrufe hingen mir lange nach. Insgeheim weiß ich, dass das Blödsinn ist. Vielleicht war ich aber auch anfällig dafür, mich schlecht zu fühlen, weil ein Teil von mir es auch selbst so sah. Sport hat für mich mit Fairness, gleichen Chancen und Kampfgeist zu tun. Als ich an diesem Hindernis vorbeilief und mir die Buhrufe entgegenschlugen, hatte ich auch selbst das Gefühl, den Sport verraten zu haben. Im Ziel könnte ich behaupten, dass ich den Battle absolviert hatte. Ich könnte aber ebenso gut behaupten, dass ich das nicht getan hatte. Alle anderen Teilnehmenden, die mit mir ins Ziel kommen würden, hätten schlicht mehr geleistet als ich. Immerhin hatten sie dieses Hindernis nicht ausgelassen.

Die andere Seite in mir ist nicht ganz so streng. Im Gegensatz zu denen, die am Rand standen und nur zuschauten, stellte ich mich immerhin der Herausforderung, dachte in Lösungen statt in Ausreden, hatte trainiert, geschwitzt, gelitten und mir an dem Hindernis mit dem Stacheldraht Schnittwunden zugezogen. Also hatte ich mir die Medaille auch verdient. Anders als die, die urteilten, ohne zu wissen, warum ich die Container ausgelassen hatte. Die, die am Rand standen, sich an dem Leid der Teilnehmenden ergötzten und es sich herausnahmen, mich auszubuhen.

Von den mehr als 45 Hindernissen musste ich nur die Schrottcontainer auslassen. Bei einem anderen Hindernis, der längeren Schwimmstrecke durch den eiskalten See, konnte ich nicht unter den Kanus, die man an einer Linie quer durch den See geleint hatte, hindurchtauchen. Also schwamm ich einen Umweg zu einem der Schlauchboote, in denen die Ordner und Rettungskräfte saßen, und erklärte ihnen meine Situation. Sie hatten natürlich Verständnis und ich durfte mich zwischen den aneinandergeleinten Kanus hindurchquetschen.

Hätte ich keine Hörgeräte getragen, hätte es mir auch nichts ausgemacht, für einen kurzen Moment unterzutauchen. Kalt war es ohnehin schon. Durch den Umweg und das Gespräch mit den Ordnern war ich sogar etwas länger im Wasser als andere.

Den Braveheart Battle habe ich trotz der Buhrufe in guter Erinnerung behalten. Niemand, der mich zu dieser Zeit besser kannte, verlor je einen schnippischen Kommentar darüber, dass ich an den Containern vorbeigelaufen war.

Nach einem langen und anstrengenden Wettkampf kam ich von Krämpfen geschüttelt ins Ziel. Ich hatte gelitten und mir meine Medaille erkämpft. Noch heute hängt sie neben einigen anderen bei mir zu Hause an der Wand und ich bin sehr stolz auf sie. Genaugenommen habe ich zwei davon, weil ich es mir nicht nehmen ließ, im darauffolgenden Jahr noch einmal an dem Event teilzunehmen. Auf die Schrottcontainer hatten die Veranstalter auch diesmal nicht verzichtet und wieder lief ich an ihnen vorbei. Natürlich hörte ich – dank meiner Hörgeräte – auch wieder Buhrufe. Sie waren mir mittlerweile aber egal.

SPORT MIT HÖRGERÄTEN

Egal welche Sportart ich ausprobierte, meine Hörgeräte waren wie selbstverständlich immer dabei. Nicht nur damals, als ich noch ein Kind war, sondern auch bei meinen sportlichen Aktivitäten als Jugendlicher und junger Erwachsener. Egal ob auf dem Rennrad, bei Hindernisläufen, beim Trailrunning oder im Triathlon – manche Herausforderungen meiner Hörschwäche fallen mit den Sportarten zusammen, die ich ausgeübt habe oder immer noch ausübe.

Es geht mir darum, denen, die dieses Buch lesen und die selbst körperliche Einschränkungen haben, Mut zu machen. Wir begraben unsere Ambitionen und Wünsche zu schnell und viel häufiger, als es uns selbst auffällt. Vielleicht haben wir – und damit meine ich alle Menschen, egal, ob sie eine körperliche Einschränkung haben oder nicht – so manches Mal ein »Das klappt sowieso nicht« oder ein »Nein, das ist doch nichts für mich« in unseren Köpfen. Dann verdrängen wir einen spannenden Gedanken oder begraben einen Wunsch, den wir eben noch intensiv gespürt haben und der in uns eine wunderbare Begeisterung ausgelöst hat.

Ich bin davon überzeugt, dass es oft Lösungen gibt, die uns unseren Zielen und Wünschen näherbringen. Vielleicht müssen wir uns nur ein bisschen mehr trauen, an diese Lösungen zu denken und ein Scheitern nicht auf unsere körperlichen Einschränkungen zu beziehen. Stattdessen gilt es, kreativ zu sein, mit anderen Menschen zu sprechen, um Unterstützung zu bitten, sich zu trauen, Scheitern zu riskieren und aus den Dingen, die nicht geklappt haben, zu lernen. Und dann: Noch einmal neu, noch einmal von vorne und noch einmal riskieren. Das sind wir uns wert!

Natürlich können wir diesen Gedanken auf viele weitere Bereiche ausdehnen. Auch im Berufsleben, im Alltag oder im Umgang mit anderen stellen sich für Menschen mit körperlicher Behinderung besondere Herausforderungen. Wenn wir diese Herausforderungen vermeiden und uns zurückziehen, sind wir weniger glücklich, als wir es verdient hätten. Außerdem würden wir für unsere Verwandten, unsere Freund*innen und nicht zuletzt für die Gesellschaft, in der wir leben, weniger sichtbar sein. Doch wir sind ein Teil des Ganzen. Wenn wir – bei allen Einschränkungen und Beschwerden, mit denen wir fertig werden müssen – nicht den Mut haben, für unser Glück einzustehen, wer sollte es sonst tun?

Als ich beschloss, an Triathlon-Wettkämpfen teilzunehmen, tat ich genau das. Ich dachte in Lösungen, studierte das Regelwerk, wartete ohne Hörgeräte am Schwimmstart und brauchte in der Wechselzone vom Schwimmen zum Radfahren etwas länger, weil ich meine Haare und Ohren erst sorgfältig trocknen musste, bis ich die Geräte einsetzen und aufs Rad springen konnte.

Da es verboten ist, während des Wettkampfes Musik zu hören, und ich unsicher war, ob die Kampfrichterinnen und Kampfrichter meine Hörgeräte von ihren Beobachtungsposten aus von In-Ear-Kopfhörern unterscheiden konnten, wies ich sie vor dem Start darauf hin. Diesen Tipp hatte mir eine Kampfrichterin in einer Facebook-Gruppe gegeben. Ich wollte mich nicht von meinen Zielen abhalten lassen und ich wollte nicht verzichten müssen.

Ich habe Tischtennis gespielt, Crossfit gemacht, an Triathlon- und Marathon-Wettkämpfen teilgenommen, fahre ausgiebig Fahrrad und habe mittlerweile zwei Ultraläufe absolviert, von denen mich einer auf einen Vulkankrater in Island und ein anderer auf den Mont Ventoux in Südfrankreich geführt hat. Jede dieser Aktivitäten konnte ich nur ausführen, weil ich bereit war, in Lösungen zu denken und Risiken einzugehen. Diese Aktivitäten wurden zu Erfahrungen und Erinnerungen, die ich nicht mehr missen möchte, und sie sollen gleichzeitig denjenigen Mut machen, die noch einen letzten Anstoß brauchen und bisher vielleicht dachten, dass ihre Einschränkungen für eine bestimmte Aktivität zu groß sind.

Vielleicht lesen Sie dieses Buch, weil Sie selbst betroffen sind, eine Hörschwäche haben und Hörgeräte tragen. Vielleicht begeistern Sie sich nicht für Sport, sondern für Musik, Kunst, einen spannenden Beruf oder fürs Reisen. Was es auch ist, eine Hörschwäche muss kein Hindernis sein. Natürlich gibt es Tätigkeiten, die wir nicht ausüben können. Aber es lohnt sich, sehr genau darüber nachzudenken, ob es nicht doch eine Lösung gibt, die uns diesen Tätigkeiten näherbringt. Und erst, wenn es eine solche Lösung wirklich nicht gibt, müssen wir das akzeptieren.

Vielleicht sind Sie aber auch Eltern eines Kindes, das eine Hörschwäche hat und auf Hörgeräte angewiesen ist. Und vielleicht machen Sie sich Sorgen, welche Einschränkungen Ihr Kind im Leben haben wird. Auch Ihnen möchte ich Mut machen und Ihre Sorge mildern. Die meisten Einschränkungen haben wir in unserem Kopf, nicht im Ohr.

BERUFSLEBEN

EIN HOLPRIGER BERUFSEINSTIEG

Im Oktober 2011 ließ ich mein Leben an der Uni endgültig hinter mir und wagte den Start ins Berufsleben. Ab jetzt würde es richtig losgehen. Was auch immer das genau bedeutete. Aber es ging nun immerhin nicht mehr nur um einen Aushilfs- oder Studentenjob, sondern um den Einstieg in das Vollzeit-Berufsleben mit einem richtigen Schreibtisch in einem richtigen Büro mit einem richtigen Gehalt und Aufgaben, die vielleicht sogar richtig gut zu dem passten, was ich studiert hatte. Ich war nervös. Und das, obwohl ich sogar mehr Berufserfahrung als viele andere in meinem Alter hatte. Ich half meinem Vater aus, arbeitete im Alter von 16 Jahren neben der Schule gelegentlich in einem Hotel als Page und räumte während des Studiums in einem Krims-Krams-Laden Regale ein, arbeitete bei einer Unternehmensberatung und an der Uni, war anschließend Poker-Dealer in einer Spielbank und landete schließlich wieder in einem Hotel, wo ich mir mit Nachtschichten das Studium finanzierte und gleichzeitig für die Abschlussprüfungen lernte.

Zwischen meinem Studienabschluss und meinem ersten Tag bei der Bank, bei der ich als Key Account Manager anfangen sollte, lagen gerade einmal zwei Wochen. Als mein zukünftiger Chef mich an meinem ersten Tag fragte, ob ich nach dem Studium wenigstens noch einmal Urlaub gemacht hätte, bevor ich anfing zu arbeiten, war ich so verlegen, dass ich nur knapp mit »ja« antwortete.

In Wirklichkeit hatte ich die letzten zwei Wochen damit verbracht, mein WG-Zimmer abzugeben, mit meiner heutigen Frau zusammen in eine neue Wohnung zu ziehen, eine Kaution zu hinterlegen, die erste Miete zu bezahlen, Anzüge zu kaufen und mithilfe eines Youtube-Videos zu lernen, wie man sich eine Krawatte bindet. Erst ein paar Wochen oder gar Monate nach dem Studium mit der Arbeit anzufangen war für mich keine Option. Es wäre schön gewesen, wenn ich mir ein wenig Zeit hätte nehmen können, aber mir fehlte schlicht das Geld dazu. Ich kann mich an keine Situation in meinem Leben erinnern, die organisatorisch und finanziell so eng getaktet war wie der Abschluss des Studiums und der Beginn meiner ersten Arbeitsstelle.

Als ich an meinem ersten Arbeitstag von meinem Chef in mein Büro geführt wurde, war ich also alles andere als erholt. Ich kroch auf der letzten Rille und einzig meine Nervosität hielt mich davon ab, beim Händeschütteln mit meinen neuen Kolleg*innen nicht im Stehen einzuschlafen. Irgendwann waren die große Vorstellungsrunde und mein Einstiegsgespräch vorbei. Ich setzte mich an meinen Schreibtisch und betrachtete die Umschläge, die vor mir lagen und in denen sich die Initialkennwörter befanden, mit denen ich meinen PC einrichten konnte. Offensichtlich sollte ich nicht zu viel Zeit verlieren und direkt meine Arbeit aufnehmen.

Ich hielt inne und ließ meinen Blick durch das Büro schweifen. Es war geräumig, ich musste es mir aber auch mit drei Kolleginnen teilen, die mit mir und meinem Chef, der ein eigenes Büro hatte, das Key-Account-Management-Team der Bank bildeten. Sie waren gerade damit beschäftigt, während ihrer Telefonate wild zu gestikulieren, oder tippten mit rasanter Geschwindigkeit E-Mails. Die Geräuschkulisse verschwamm mehr und mehr, bis sie so weit in den Hintergrund gerückt war, dass ich sie überhaupt nicht mehr wahrnahm. Ich schaute aus dem Fenster, wo kräftige Sonnenstrahlen das bunte Blättermeer der Bäume in ein goldenes Farbenspiel tauchten, und ließ mein Leben vor meinem inneren Auge Revue passieren.

Ich sah mich als den kleinen Jungen mit den großen Hörgeräten, der am Anfang von den Ärzt*innen nicht ernst genommen wurde und fast auf einer Förderschule gelandet wäre. Ich sah den Jungen, der sich durchsetzen musste, um das Gymnasium zu besuchen, und dem es danach irgendwie gelang, sein Studium als Diplom-Volkswirt abzuschließen.

Das war natürlich ganz nett, aber nicht grandios. Doch wer hätte mir das schon zugetraut? Mir, dem schwerhörigen, schüchternen und sprachrückständigen Kerl mit den Segelohren, auf denen er diese uncoolen und piepsenden Geräte trug? Und jetzt war ich hier, saß in einem netten Büro und trug einen Anzug.

Dass ich meine Krawatte bei C&A gekauft hatte und mein Golf III auf dem Parkplatz vor der Bank mehr durch gutes Zureden als mit Schrauben und Nieten zusammengehalten wurde, war mir in diesem Moment egal. Ich war ein bisschen stolz, trotz meiner Einschränkungen so weit gekommen zu sein, und ich wusste, dass ich mir in den letzten Jahren gute Grundlagen geschaffen hatte, um auch weiterhin zumindest ein bisschen erfolgreich zu sein.

Ich wusste aber auch, dass es nicht einfacher werden würde und die eigentliche Arbeit – das richtige Berufsleben – gerade erst begann. Meine Hörgeräte sollten mich jedenfalls nicht daran hindern, meine Arbeit gut zu machen.

Ich beobachtete die Kollegin, die mir gegenübersaß und gerade in ein längeres Telefonat verwickelt war. Sie telefonierte und tippte dabei irgendetwas auf ihrer Tastatur. Als ich genauer hinsah, bemerkte ich, dass sie ein Headset trug und ihre Finger nur deshalb so flink über die Tastatur gleiten lassen konnte, weil sie beide Hände frei hatte und nicht mit einer Hand den Telefonhörer halten musste. Ihr Headset hatte nur an einer Seite eine Ohrmuschel und ein Mikrofon, auf der anderen Seite befand sich ein kleines schwarzes Plastikstück, das hinter das Ohr geklemmt wurde und nur dafür sorgte, dass das Headset nicht vom Kopf herunterrutschte.

Sie musste bemerkt haben, dass ich sie zwischen unseren Monitoren hindurch beobachtete, denn als sie aufgelegt hatte, entschuldigte sie sich für das lange Telefonat und ergänzte: »Telefonieren muss man hier aber ziemlich viel. Am besten besorgen wir dir auch gleich schon mal so ein Headset.«

Kopfhörer haben schon immer eine gewisse Faszination auf mich ausgeübt. Ich konnte sie lange Zeit nicht tragen. Kopfhörer sind so konzipiert, dass sie ihre Töne direkt in das Ohr abgeben. Meine Ohren sind jedoch mit Ohrpassstücken verschlossen und das, womit ich etwas höre, befindet sich nicht in meinem Ohr, sondern liegt obenauf. Also müssen auch alle Töne in meine Hörgerätmikrofone gelenkt werden. Es bringt schlicht nichts, wenn ich die Kopfhörer dahin setze, wo meine Ohrpassstücke mein Ohr verschließen und über den Schallschlauch mit dem Hörgerät verbunden sind. Da ist kein Mikrofon, da höre ich nichts.

Damit ich aus Kopfhörern etwas höre, muss ich entweder die Ohrmuscheln der Kopfhörer auf die Hörgeräte setzen, oder die Ohrmuscheln müssen so groß sein, dass sie meine Ohren inklusive meiner Hörgeräte komplett umschließen. Letzteres ist aber eigentlich nur bei diesen großen Kopfhörern der Fall, die man zum Musikhören oder fürs Gaming benutzt. Wenn die Ohrmuschel nicht groß genug ist – und in den meisten Fällen ist sie es nicht – muss ich die Kopfhörer auf meine Hörgeräte setzen.

Ich kenne das noch von Kopfhörern, die ich als Kind und als Teenager an meinen Kassettenrekorder oder meinen Discman anschloss. Beides benutzte ich eigentlich nur, wenn ich mit meinen Eltern in den Urlaub fuhr und lange Autofahrten überbrücken musste. Da war es auch ziemlich egal, wie ich mit den Kopfhörern aussah. Meistens hielten sie nämlich nicht an meinem Kopf und ich musste den Bügel der Kopfhörer entweder nach hinten an meinen Hinterkopf klappen, oder ich ließ ihn einfach nach vorne auf meinem Nasenrücken aufliegen, was zwar wesentlich stabiler war, aber sehr an Geordi La Forge von Star Trek erinnerte.

Als 13-Jähriger auf der Rückbank unseres Familien-Vans war mir das ziemlich egal. Als 26-jähriger Bankangestellter an meinem ersten Arbeitstag wollte ich allerdings nicht aussehen wie eine Science-Fiction-Figur.

Also lehnte ich das freundliche Angebot meiner Kollegin ab, verwies auf meine Hörgeräte und verzichtete auf das Headset. Sie fragte auch nicht weiter nach und begann damit, mir zu erklären, womit ich in den nächsten Monaten und Jahren mein Geld verdienen würde. Zu meiner Aufgabe als Key Account Manager gehörte es, Marketing- und Vertriebsaktionen für Co-Branding-Kreditkarten zu entwerfen, durchzuführen und auszuwerten. Co-Branding-Kreditkarten sind – grob gesagt – Kreditkarten,

auf denen der Name eines Einzelhandels- oder Internet-
oder sonstigen Unternehmens steht und mit denen
man in der Regel an irgendwelchen Bonusprogrammen
teilnehmen kann. Die Lufthansa-Miles-and-More-
Kreditkarte ist vielleicht das bekannteste Beispiel, auch
wenn es ein Konkurrenzprodukt der Bank war, für die ich
damals gearbeitet habe. Viele Menschen wissen nicht, dass
diese Unternehmen natürlich selbst keine Kreditkarten
herausgeben dürfen. Dahinter steht immer eine Bank. In
Wirklichkeit ist es noch etwas komplizierter, weil auch die
Banken selbst eine Lizenz von einem Zahlungsdienstleister
wie beispielsweise VISA oder MasterCard haben müssen,
um überhaupt Kreditkarten des Zahlungsdienstleisters
herausgeben zu dürfen.

Aber darum soll es jetzt nicht gehen. Wichtig ist nur:
Meine Arbeit war anstrengend und sie bestand zu
einem großen Teil aus der Kommunikation mit anderen
Menschen. Ständig musste jemand angerufen, etwas
abgestimmt und irgendjemandem etwas unglaublich
Wichtiges erklärt werden. Sowohl innerhalb der Bank als
auch gegenüber den Key Accounts, also den Kunden der
Bank, die mit uns zusammen eine solche Co-Branding-
Kreditkarte vermarkteten.

Nicht nur, dass ich mich in ein komplexes Aufgabengebiet
einarbeiten musste, ich hatte auch das Gefühl, dass meine
Hörgeräte im Büroalltag besser funktionieren sollten, als
sie es damals taten. Sie waren mittlerweile sieben Jahre alt
und ich hatte sie in all der Zeit stark vernachlässigt. Die
Pflege der Geräte war noch nie meine Stärke. In Aushilfs-
jobs, an der Uni oder im Alltag konnte ich mir noch ganz
gut erlauben, nicht alles korrekt zu verstehen, aber jetzt
war ich im Berufsleben angekommen. Ich musste meinen

Lebensunterhalt verdienen, musste die Miete für meine Wohnung und den Sprit für mein Auto bezahlen, musste Lebensmittel kaufen und dafür sorgen, dass ich genügend Anzüge, Hemden und Krawatten hatte und alles einen halbwegs ordentlichen Eindruck machte.

Kurz: Ich trug von jetzt auf gleich wesentlich mehr Verantwortung und war darauf angewiesen, dass ich meine Arbeit behielt, hervorragende Leistungen brachte und es mir gelang, mich zu behaupten und akzeptiert zu werden. Die Nachlässigkeiten von früher konnte ich mir nicht mehr erlauben.

Viel mehr noch: Ich glaubte, von nun an perfekt sein zu müssen. Ich sah meine Kolleginnen, die schon mehrere Jahre in ihrem Job arbeiteten und alle einen souveränen Eindruck machten, und wollte besser sein als sie. Weder meine C&A-Krawatte noch mein klappriger Golf und schon gar nicht meine Hörgeräte sollten mir dabei im Weg stehen.

Ich wollte auch nicht als »Der Typ mit den Hörgeräten« wahrgenommen werden. Und genau deshalb wollte ich nicht ständig nachfragen, wenn ich etwas nicht verstanden hatte. Leider war das durch meine in die Jahre gekommenen Hörgeräte ziemlich oft der Fall. Dazu kam, dass ich mich erst einarbeiten musste und von allen Seiten unfassbar viele Informationen und unbekannte Fachbegriffe auf mich einprasselten. Ich musste mich anstrengen, gleichzeitig alle Informationen zu hören, sie zu verarbeiten und für meine Aufgaben zu durchdenken.

Nicht selten scheiterte ich daran und eigentlich war das auch sehr widersprüchlich. Entweder war ich damit beschäftigt, nachzudenken und mich dem Schrotfeuer an Informationen hinzugeben, oder ich lenkte meine ganze Aufmerksamkeit aufs Zuhören und darauf, fehlende Wörter aus dem Kontext heraus zu ergänzen. Beides gleichzeitig schien mir auch deshalb nicht zu gelingen, weil ich von meiner Arbeit noch keine Ahnung hatte.

Wie sollte ich nicht gehörte Wörter ergänzen, wenn ich die Wörter, die einen Satz sinnvoll vervollständigen konnten, gar nicht kannte? Es war, als müsste ich eine völlig neue Sprache lernen.

Weil ich den Erfolg, auf den ich lange hingearbeitet hatte, so sehr wollte, merkte ich nicht, dass ich dabei war, einen großen Fehler zu begehen. Mein falscher Stolz hinderte mich daran nachzufragen, wenn ich etwas nicht verstanden hatte.

Meine Kolleginnen wussten nicht, dass ich sie nicht gut verstehen konnte, wenn sie mir in Meetings etwas zuflüsterten, und sie wussten auch nicht, dass ich nicht jedes Wort verstand, wenn sie durcheinander sprachen und Fachbegriffe benutzten, die ich noch nie in meinem Leben gehört hatte. Ich fühlte mich häufig unsicher, wusste nicht genau, was sie eigentlich gesagt hatten, und hatte große Mühe, die Lücken durch Kontext zu schließen, weil ich den Kontext und die Wörter, die sie hier benutzten, noch nicht gut genug kannte.

So kam es vor, dass ich nach einem Meeting an meinen Schreibtisch zurückkehrte und gar nicht wusste, was überhaupt mein Arbeitsauftrag war. Ich wusste manchmal nur, dass ich etwas tun musste, und vielleicht auch noch, wann die Deadline ablief. Mehr aber auch nicht.

Meistens löste ich das dadurch, dass ich meine Kolleginnen in ein Plausch über das Meeting verwickelte und das Gespräch auf meinen Arbeitsauftrag lenkte. Dadurch konnte ich häufig ein paar Lücken schließen. Aber manchmal erledigte ich Dinge nicht, weil ich etwas nicht verstanden hatte, und mein Chef wunderte sich hin und wieder sicherlich über mich.

Wenn ich zum Beispiel nicht gehört hatte, dass ich etwas in Excel aufbereiten sollte, und ihm stattdessen eine schöne Power-Point-Folie vorstellte, muss er gedacht haben, ich wäre einfach doof oder würde absichtlich seine Arbeitsaufträge nicht so erfüllen, wie er es von mir erwartete.

Meistens konnte ich mich aus solchen Situationen herauswinden, indem ich ihm zum Beispiel sagte, dass ich natürlich auch die Excel-Tabelle erstellt hätte, ihm aber schon das fertige Ergebnis als Power-Point-Folie präsentieren wollte. Das stimmte zwar nicht, aber ich kam damit einigermaßen durch. Ich konnte verbal ganz gut ausgleichen, was ich mir durch fehlendes Nachfragen selbst eingebrockt hatte.

Ich erinnere mich aber auch an den vielen Stress, den ich mir damals auflud. Ich machte mir mein Berufsleben selbst unnötig schwer, indem ich mir zu keiner Zeit anmerken lassen wollte, dass ich etwas nicht verstand – sowohl inhaltlich als auch akustisch.

Rückblickend würde ich mein Verhalten von damals wohlwollend als unerfahren, unreif und unsicher beschreiben. Weniger wohlwollend ausgedrückt war ich einfach nur dämlich. Natürlich ist es im Nachhinein einfach, meinem Ich von damals gut gemeinte Ratschläge zu geben, die viele von uns reflexartig auf Lager haben. Ein Ratschlag muss aber auch empfangen und akzeptiert werden und häufig wird übersehen, welche Tragweite eine vermeintlich einfache Lösung hat. Selbst der schlichte Hinweis »Frag nach, wenn du etwas nicht verstanden hast« kann für einen Menschen eine große Herausforderung bedeuten. Denn ob jemand nachfragt, hat auch sehr viel damit zu tun, wie selbstsicher man ist. Für einen selbstsicheren Menschen kann es ein Kinderspiel sein, in einem Büro mit zwanzig anderen während eines Vortrages die Hand zu heben und die vortragende Person darum zu bitten, den letzten Satz noch einmal zu wiederholen. Schüchterne oder weniger selbstsichere Menschen rühren sich vermutlich gar nicht und nehmen hin, dass sie etwas nicht verstanden haben, ohne noch einmal nachzufragen.

So kann selbst ein einfacher und nur augenscheinlich leicht umzusetzender Ratschlag wirkungslos verpuffen. Hätte mir damals jemand diesen Ratschlag gegeben, hätte ich ihn bestimmt nicht befolgt.

Anscheinend mangelte es mir an Selbstsicherheit, und selbstsicher wird man nicht, indem andere einem sagen, man solle gefälligst selbstsicher werden. Ich bin zwar kein Psychologe, aber ich lasse mich zu der Behauptung hinreißen, dass man sich Selbstsicherheit zu einem großen Teil selbst erarbeiten muss, oder besser gesagt: Selbstsicherheit muss aus einem selbst heraus entstehen.

Was mich angeht, so würde ich nicht sagen, dass meine Hörschwäche und meine Hörgeräte zu einer verminderten Selbstsicherheit geführt haben, aber ich würde doch so weit gehen zu sagen, dass sie Selbstsicherheit unterstützen oder mindern können. Es hilft, wenn man seine eigene Hörschwäche akzeptiert und versucht, aus den Hörhilfen das Beste herauszuholen. Genauso wie Kleidung, in der man sich wohl fühlt, die Selbstsicherheit steigern kann, können auch gut angepasste und eingestellte Hörgeräte die Selbstsicherheit steigern. Ich lief mit sieben Jahre alten Hörgeräten herum, um die ich mich ewig nicht mehr gekümmert hatte, die nie auf eine Büroumgebung eingestellt worden waren und mit denen ich schon lange nicht mehr zufrieden war. Ich bin davon überzeugt, dass dieses Störgefühl, das ich jeden Tag empfand, sobald ich die Hörgeräte einsetzte, Auswirkungen auf mein Verhalten hatte. Es war Zeit, etwas zu ändern.

NEUE HÖRGERÄTE

Anfang 2012 beschloss ich, mir neue Hörgeräte zuzulegen. Da man nicht einfach in einen Laden geht, auf ein Paar Hörgeräte zeigt und sagt »die da nehme ich«, schob ich den Prozess vor mir her.

Meine Hörgeräte waren mittlerweile fast acht Jahre alt und ich hatte sie vor meinem Studium bekommen, als ich noch bei meinen Eltern wohnte. Auch wenn ich damals kein Kind mehr war, so erinnere ich mich doch, dass meine Eltern diesen ganzen langwierigen Prozess mit mir durchliefen. Sie stimmten mit mir den Termin beim HNO ab, fuhren mich danach mehrere Male zu meiner Akustikerin und warteten während der zahlreichen Tests auf mich. Am Ende, als ich mich endlich für meine funkelnagelneuen Hörgeräte entschieden hatte, bezahlten sie die Differenz zwischen dem tatsächlichen Preis und dem, was die Krankenkasse übernehmen wollte. Keine Ahnung, wie viel das war, aber ich bilde mir ein, dass ich damals am Gesicht meines Vaters einen vierstelligen Betrag ablesen konnte.

Rückblickend glaube ich, dass ich niemals sogenannte »Kassengeräte«, also Hörgeräte, die so preiswert sind, dass ihre Anschaffungskosten von den gesetzlichen Krankenkassen übernommen werden, getragen habe. Ich hatte sicher auch nie die teuersten Hörgeräte, die es auf dem Markt gab, aber meine Eltern mussten immer irgendeine Zuzahlung leisten. Ich erinnere mich daran, dass ich mit den Kassengeräten einfach nicht klarkam und sie für mich völlig ungeeignet waren.

Ist es nicht erstaunlich, dass die Standardleistung der gesetzlichen Krankenkassen ohne Zuzahlung durch meine Eltern bei mir nicht ausgereicht hätte, um mich ordentlich mit Hörgeräten zu versorgen? Hätten meine Eltern die Zuzahlungen nicht geleistet oder nicht leisten können, hätte ich vielleicht gar nicht zu einem steuerzahlenden Bürger heranwachsen können. Vielleicht hätte ich die ersten Jahre, in denen ich kaum etwas gehört habe, nicht ausgleichen können und vielleicht wäre ich in meinem späteren Leben auf staatliche Unterstützung – in welcher Form auch immer – angewiesen gewesen.

Als Volkswirt ist die Rechnung für mich sehr einfach: Der Staat und die Krankenkassen sollten die Gesundheit schützen und fördern. Dabei sollte der Mindeststandard so hoch sein, dass alle Bürger*innen bestmöglich an dem Leben in unserer Gesellschaft teilhaben können. Nach meiner persönlichen Einschätzung reicht der Zuschuss der Krankenkassen für die Hörgerätversorgung hierzu nicht aus.

Aus meinen Patientenakten kann ich nachvollziehen, dass die gesetzliche Krankenkasse meiner Eltern bereits 1995, als ich meine zweiten Hörgeräte bekommen sollte, nicht mehr die vollen Kosten übernehmen wollte. Das Begründungsschreiben der Krankenkasse liest sich unverschämt kühl. An keiner einzigen Stelle wird auf meine Bedürfnisse und mein Empfinden eingegangen. Stattdessen erfolgt die Ablehnung des Antrags auf volle Kostenübernahme mit einer kalten und herzlosen Ohrfeige, die ausschließlich darauf abzielt, im Gottes Willen nicht zu viel Geld auszugeben.

Ich hatte damals mit meinen Wunschgeräten im abschließenden Test von 20 Wörtern 65 Prozent verstanden.

Mit den zweitbesten Geräten waren es 60 Prozent. Auf 20 Wörter bezogen hatte ich also mit meinen Wunschgeräten nur ein einziges Wort mehr verstanden als mit den zweitbesten Hörgeräten. Augenscheinlich ist das nicht viel und genau so argumentierte auch die Krankenkasse.

Wie schön, wenn man aus einer schwachen Statistik eine noch schwächere Ableitung treffen kann! Dass ich mich mit meinen Wunschgeräten deutlich wohler fühlte, war der Krankenkasse egal. Und um selbst eine Statistik zu bemühen: Je nach Quelle sprechen Menschen durchschnittlich 16.000 Wörter am Tag. Wenn ich nun vereinfacht annehme, dass ich jeden Tag auch ungefähr 16.000 Wörtern ausgesetzt bin, dann liegt der Unterschied zwischen den beiden Hörgeräten von 1995 bei sage und schreibe 800 Wörtern. Das heißt: Die Krankenkasse hätte meinem neunjährigen Ich von damals jeden Tag 800 Wörter weggenommen und es wäre ihr egal gewesen.

Die Hörgeräte, die ich haben wollte und letztlich aufgrund der Zuzahlung meiner Eltern auch bekam, sollten insgesamt 3.300 Mark kosten. Wie hoch die Erstattungsgrenze war, kann ich nicht mehr nachvollziehen. Ich bin mir aber fast sicher, dass allein die Zeit für die Korrespondenz zwischen der Krankenkasse, meiner damaligen Akustikerin und meinen Eltern den Aufwand nicht wert war. Da hätte man genauso gut zahlen können.

Doch nun, im Jahr 2012, ging es erst einmal darum, dass ich neue Hörgeräte bekam. Acht Jahre nach meiner letzten Hörgerätversorgung verdiente ich nun mein eigenes Geld und wäre im Traum nicht auf die Idee gekommen, meine Eltern um Hilfe zu bitten. Dabei hatte ich eine ganze Reihe von Herausforderungen zu bewältigen: Meine Arbeit forderte von mir deutlich mehr als acht Stunden am Tag. In meinem Arbeitsvertrag war zwar von einer 39-Stunden-Woche die Rede, aber da stand auch der Begriff »Vertrauensarbeitszeit«, zusammen mit der Formulierung »sämtliche Überstunden sind mit dem Gehalt abgegolten«. Übersetzt bedeutet das eigentlich nur, dass die Arbeit keinen richtigen Anfang und kein richtiges Ende kennt und die Mitarbeiter*innen am besten mit ihrem Schreibtisch verwachsen sollen.

Als ich einmal freitags um 18:30 Uhr nach Hause gehen wollte, fragte mich mein Chef, ob ich denn eine Teilzeitstelle hätte. Klar, diese Frage gehört deutschlandweit bei vielen Unternehmen zu einer fehlgeleiteten Führungskultur und wird auch hin und wieder scherzhaft geäußert. Mein Chef meinte es aber genauso, wie er es sagte. Da ich jeden Tag mit dem Auto zur Arbeit fuhr und im Rhein-Main-Gebiet die Autobahnen wirklich nur zu nachtschlafender Zeit frei sind, brauchte ich zusätzlich zu meinem langen Bürotag noch ungefähr eine Stunde, bis ich wieder zu Hause war.

Wie ich in dieser Arbeitssituation die vielen Termine bei meiner damaligen Akustikerin hinbekommen sollte, war mir ein Rätsel. Dazu kam, dass ich mich von meinen hohen finanziellen Ausgaben nach dem Studium noch nicht vollständig erholt hatte. Kaution, Wohnungsmiete, die Küche, die wir für unsere Wohnung kaufen mussten, Sprit und neue Winterreifen für den alten Golf fraßen sich durch alles, was ich auch nur annähernd als Substanz hätte bezeichnen können. Auf gut Deutsch: Ich war eigentlich pleite. Zwar hatte ich im Studium wesentlich weniger Geld zur Verfügung gehabt als jetzt, aber ich hatte auch deutlich weniger Ausgaben.

Ich hatte das Gefühl, dass mein Leben seit dem Sprung in die Berufswelt finanziell nur ziemlich lose mit alten

Heftklammern zusammengehalten wurde. Vielleicht musste ich den Umgang mit dieser neuen Situation aber auch erst noch lernen. Ich wusste also einerseits nicht, wie ich die Termine bei meiner Akustikerin mit meinem Arbeitsleben in Einklang bringen sollte, und ich hatte andererseits gehörig Schiss davor, dass ich mir die Hörgeräte, mit denen ich mich wohlfühlte, nicht leisten konnte. Nach dem Studium in Frankfurt am Main bei einer Bank anzufangen, klingt oberflächlich nicht danach, dass man sich keine Hörgeräte leisten könnte. Für mich war es unmittelbar nach meinem Berufsstart aber so.

Nun könnte man auf die Idee kommen, dass ich damals einfach hätte abschätzen können, wie viel Hörgeräte kosten und welche Zuzahlung nötig wäre. Doch wahr ist leider, dass es wohl kaum ein Produkt auf dieser Welt gibt, das so intransparent angeboten wird wie Hörgeräte. Es ist unfassbar schwierig, im Internet Preise zu finden. Das war 2012 so und es hat sich bis heute kaum geändert. Dazu kommt, dass Patient*innen oftmals nur wenig über ihre Hörschwäche wissen und sie kaum in der Lage sind, ihrer Hörschwäche die richtigen Hörgeräte zuzuordnen.

Zu jeder illegalen Droge lassen sich Preis, Wirkung und Zielgruppe herausfinden. Für Hörgeräte ist das fast unmöglich, und wenn, dann nur mit erheblichem Aufwand. Der Markt ist so gestaltet, dass die Hersteller von Hörgeräten mit Akustiker*innen zusammenarbeiten. Letztere wiederum verkaufen die Hörgeräte an die Kund*innen. Natürlich inklusive einer fachlichen Beratung und Anpassung an den jeweiligen Hörverlust. Es ist üblich, dass die Fachgeschäfte für Hörgerätakustik nur Hörgeräte von zwei oder drei verschiedenen Herstellern im Sortiment haben, weil sie eben nur mit diesen Herstellern

Verträge abgeschlossen haben. Es ist so ähnlich wie bei Biergärten oder Gaststätten, die sich exklusiv an einen Bierproduzenten binden. Der Unterschied ist aber, dass man die Biersorte der Gaststätte – neben vielen anderen Biersorten auch – ebenfalls im Supermarkt kaufen kann.

»Supermärkte« für Hörgeräte – um bei dem Vergleich zu bleiben – gibt es aber nicht. Es gibt eben nur die Gaststätten. Und das nächste Problem ist, dass man erst weiß, ob einem das Bier in der Gaststätte schmeckt, wenn man es probiert hat. Auf Akustiker*innen übertragen bedeutet das, dass ich erst weiß, ob ich mit dem angebotenen Hörgerätmodell zufrieden bin, wenn ich es – inklusive der Leistung der Akustiker*innen – ausprobiert habe.

Sollte man nicht zufrieden sein, ist es gar nicht so einfach, sich von den Akustiker*innen zu trennen, da man bis zu dem Zeitpunkt der Entscheidung womöglich schon einige Stunden zusammen verbracht hat. Die Gefahr besteht darin, dass sich Kund*innen gegenüber den Akustiker*innen verpflichtet fühlen und sich aus dieser Bindung nicht so leicht lösen können, selbst dann, wenn auch nach mehreren Tests nicht die richtigen Hörgeräte dabei waren. Man braucht sich nichts vorzumachen: Eine Auswahl über einen großen Teil der am Markt verfügbaren Hörgeräte erhält man einfach nicht. Bedient wird nur das eigene Sortiment und das kann mitunter aufgrund von vertraglichen Bindungen ziemlich klein sein.

Ich möchte aber auch nicht den sprichwörtlichen Teufel an die Wand malen. Hörgeräte lassen sich in verschiedene Leistungsklassen einordnen und im Großen und Ganzen kann man bei allen Akustiker*innen fündig werden. Wenn ich einen Mittelklassewagen kaufen möchte, kann ich zwar eine besondere Präferenz für eine Marke haben, aber ich bin mit einem Ford Focus, einem Golf oder einem Mazda 3 mehr oder weniger gleich gut bedient. Frei Schnauze formuliert: Zu fast jedem Hörschaden kann man auch bei verschiedenen Herstellern ein passendes Hörgerät finden.

Doch ich schweife ab. Anfang 2012 entschied ich mich dazu, diesen ziemlich langen Weg hin zu neuen Hörgeräten zu beschreiten. Ich besorgte mir einen Termin bei einem HNO, dem ich natürlich erst einmal erzählen musste, dass ich eine inoperable Innenohrschwerhörigkeit habe, meine Hörgeräte nun schon furchtbar alt waren und ich gern neue hätte. Ärzt*innen kennen die Zeiträume, nach denen Patient*innen einen Zuzahlungsanspruch durch die jeweilige Krankenkasse haben. Aufgabe des HNO ist es, zu bescheinigen, dass die Patient*innen auch wirklich neue Hörgeräte brauchen. Die Untersuchung war bei mir ziemlich schnell vorbei. Ein paar Fragen zu meiner Hörschwäche und danach, wie lange ich sie schon habe, dann ein Blick in die Ohren, danach wurde das Ohrenschmalz entfernt und am Ende folgte ein Hörtest durch eine Praxismitarbeiterin, der dem Arzt endgültig Gewissheit darüber gab, dass ich ohne Hörgeräte wahrscheinlich selbst den Jubel in einem Fußballstadion verpassen würde.

Das alles dauerte – inklusive Hörtest – nicht mehr als 45 Minuten. Als ich die Praxis verließ, hatte ich einen Zettel in der Hand, der mir die Möglichkeit eröffnete, neue Hörgeräte zu kaufen und einen Teil der Kosten von meiner Krankenkasse erstattet zu bekommen. Der Zettel trug die Überschrift »Ohrenärztliche Verordnung einer Hörhilfe« mit der Diagnose »Innenohrschwerhörigkeit beidseitig« und dem Zusatz »Hörgeräte verbraucht«. Vor allem die Formulierung »Hörgeräte verbraucht« fand ich lustig.

Als Volkswirt habe ich gelernt, zwischen Verbrauchsgütern und Gebrauchsgütern zu unterscheiden. Verbrauchsgüter sind für mich Güter, die sich wirklich verbrauchen, also nach der Nutzung nicht mehr »da« sind. Zigaretten, ein leckeres Essen oder ein Duschgel zum Beispiel. Gebrauchsgüter sind alles andere. Von der Playstation über das Auto bis hin zum Haus. Hörgeräte hätte ich ohne zu zögern zu den Gebrauchsgütern gezählt, aber wenn es mir nun dabei half, neue Geräte zu bekommen, dann waren sie eben verbraucht. Der Arzt konnte ja auch schlecht »runtergerockt« in die Verordnung schreiben, dabei hätte das den Zustand meiner Hörgeräte viel besser beschrieben.

Ich beschloss, meinen Wunsch nach neuen Hörgeräten mit der Akustikerin zu besprechen, die ich bereits von kleineren Reparaturarbeiten her kannte. Sie hatte in den vergangenen Monaten die Schläuche an meinen Ohrpassstücken ausgetauscht und ich hatte bei ihr auch schon Batterien gekauft. Sie war nett und ich fühlte mich bei ihr gut aufgehoben. Nach einem ersten Vorgespräch vereinbarten wir einen Termin für die Hörtests. Auf den Test des Arztes wollte sie sich nicht verlassen. Ich habe aber auch noch nie erlebt, dass sich irgendjemand – egal ob Ärzt*innen oder Akustiker*innen – auf den Hörtest der jeweils anderen verlassen hätte. Sie wollen das alle immer selbst machen und ich kann es sogar ein bisschen verstehen. Immerhin tragen sie eine große Verantwortung für das, was auf Grundlage der Testergebnisse passiert.

Mein HNO hatte die Verordnung ausgestellt und auf ihr mit seinem Namen unterschrieben. Natürlich wollte er dann auch den Test selbst durchführen und die Verordnung nicht auf Grundlage irgendeines Tests einer anderen Person ausstellen. Immerhin stellen Ärzt*innen in der Regel auch kein Medikamentenrezept ohne eigene Untersuchung aus. Bei Akustiker*innen ist es ähnlich. Die Verantwortung und den eigenen Einsatz möchte man auch hier lieber von eigenen Testergebnissen abhängig machen. Dazu kommt, dass die Tests bei Akustiker*innen wesentlich gründlicher sind. Ich wehrte mich also erst gar nicht und versuchte auch nicht, meine Akustikerin von den Tests abzubringen. Außerdem wollte ich wirklich gute Hörgeräte haben, die mich auch im Berufsalltag besser unterstützten als die abgerockten Geräte, die ich im Ohr trug.

Auf der Arbeit erzählte ich meinem Chef, dass ich neue Hörgeräte bekommen würde und deshalb in den kommenden Wochen hin und wieder nicht bis zum Beginn der Kernarbeitszeit um neun Uhr im Büro sein konnte. Die Akustikerin öffnete erst um acht Uhr dreißig und schloss bereits um 18 Uhr. Meine einzige Chance, die Termine bei meiner Akustikerin so zu legen, dass sie nicht mit meinen Bürozeiten kollidierten, bestand darin, sie auf die Samstage zu legen. Leider klappte das nicht immer, weil auch meine Akustikerin samstags nicht immer da war und ich mein Wochenende auch nicht immer so organisieren konnte, dass ich samstags Zeit hatte.

Ich kam also vier oder fünf Mal zu spät ins Büro und arbeitete die verpasste Zeit nach. Meine Aufgaben ließen das durchaus zu und sowohl meine Kolleginnen als auch mein Chef äußerten sich nicht negativ dazu.

Alternativ hätte ich natürlich jedes Mal, wenn ich einen Termin bei meiner Akustikerin hatte, Urlaub nehmen können. Durch meine Schwerbehinderung stehen mir fünf zusätzliche Urlaubstage im Jahr zu, die auch für genau solche Termine herangezogen werden können. Meinem Chef war es aber lieber, wenn ich eine Stunde später ins

Büro kam und die fehlende Zeit nacharbeitete, als wenn ich jedes Mal mitten in der Woche einen Tag gefehlt hätte.

Doch warum dauerte das eigentlich so lange? Warum konnte ich nicht einfach anhand der Ergebnisse aus den vielen Hörtests ein Hörgerät aussuchen, es kaufen und damit glücklich sein? Genau an dieser Stelle schätze ich die Arbeit der Akustiker*innen wirklich sehr.

Ein gesundes menschliches Ohr ist in der Lage, Frequenzen zwischen 20 und 20.000 Hertz zu hören, wobei es sich hierbei schon um ein außerordentlich gesundes menschliches Ohr handelt. Je niedriger die Frequenz, desto tiefer der Ton, und je höher die Frequenz, desto höher der Ton. Oder noch einfacher und ganz grob: Kleine Zahlen sind eher Bass und hohe Zahlen eher ein Piepen.

Wo für uns Menschen bei 20.000 Hertz Schluss ist, kommen Hunde auf bis zu 45.000 Hertz und Fledermäuse auf bis zu 100.000 Hertz. Trotzdem ist unser Hörbereich gar nicht so klein. Der Frequenzbereich der deutschen Sprache liegt irgendwo zwischen 250 Hertz und 8.000 Hertz. Tatsächlich gibt es je nach Landessprache leichte Unterschiede. Im Englischen spielt sich zum Beispiel sehr viel mehr in den höheren Frequenzen zwischen 2.000 Hertz und 12.000 Hertz ab.

Anhand des Audiogramms lässt sich ablesen, worin die Hörschwäche eigentlich besteht. Das Audiogramm, das anhand des durchgeführten Hörtests erstellt wird, zeigt auf, welche Klänge ein Mensch für bestimmte Frequenzen noch hören kann und welche nicht mehr. Auf der vertikalen Achse ist der Hörpegel in Dezibel eingetragen und auf der horizontalen Achse die Frequenzbereiche in Hertz. Die Nulllinie wird in diesem Diagramm in der Regel oben abgebildet. Nulllinie bedeutet nichts anderes als 0 Dezibel über alle Frequenzbereiche. Diese Linie entspricht einem genormten Wert, den ein Mensch mit einem absolut gesunden Gehör über alle Frequenzen wahrnehmen kann. Je weiter man der vertikalen Achse nun nach unten folgt, desto lauter wird der jeweilige Ton für einen bestimmten Frequenzbereich.

Um es ein wenig konkreter zu machen, nehmen wir einmal den Frequenzbereich um 250 Hertz. In diesem tieferen Bereich liegt ungefähr das Bellen eines Hundes. Ein gesundes Ohr ist in der Lage, die Frequenz von 250 Hertz bei den genormten 0 Dezibel Lautstärke zu hören. Werte zwischen 0 Dezibel und 25 Dezibel gelten noch als normal. Würde man also die Lautstärke – ähnlich wie bei einem Radio – für diese eine Frequenz von 0 Dezibel auf 10 oder auf 20 Dezibel erhöhen, müsste ein Mensch in der Lage sein, den Ton noch zu hören. Werte unterhalb von 25 Dezibel gelten aber eindeutig als Hörverlust. Ein gesundes Ohr kann also ohne Probleme einen Hund hören, der auf einer Frequenz von 250 Hertz mit einer Lautstärke von 70 Dezibel bellt.

Wenn wir aber annehmen, dass jemand in dem Bereich von 250 Hertz einen starken Hörverlust hat und erst Töne ab 100 Dezibel hören kann, dann kann er das Bellen des Hundes nicht wahrnehmen, da es sich bei 250 Hertz und 70 Dezibel oberhalb der Hörfähigkeit dieses Menschen befindet. Oder einfach ausgedrückt: Der Hund bellt einfach nicht laut genug, um für den Menschen mit dem Hörverlust hörbar zu sein.

Bei einem Tonaudiogramm werden die Frequenzen genau nach diesem Muster getestet. Meine Akustikerin wählt eine Frequenz aus und »dreht« den Ton so lange lauter, bis ich ihn verstehen kann. Sobald ich etwas höre, drücke ich auf einen Knopf und meine Akustikerin weiß, dass ich eine bestimmte Frequenz – zum Beispiel 250 Hertz – erst bei einer Lautstärke von 30 Dezibel hören kann. Der Test wird mit einer begrenzten Auswahl an Frequenzen wiederholt.

Bei 500 Hertz brauche ich eine Lautstärke von 55 Dezibel, um den Ton zu hören. Da die beiden Messpunkte im Audiogramm miteinander verbunden werden, wird vereinfacht angenommen, dass mein Hörverlust zwischen 250 Hertz und 500 Hertz linear verläuft, also durch eine gerade Linie abgebildet werden kann. Das ist vermutlich Quatsch, denn vielleicht kann ich die Frequenz von 350 Hertz besser hören, als es die Verbindungslinie zwischen den beiden Messpunkten vermuten lässt. Aber für die Hörgeräteinstellung genügen anscheinend die Frequenzen, die bei dem Hörtest abgefragt werden, und es wäre auch gar nicht möglich, alle Frequenzen zwischen 20 und 20.000 Hertz zu testen.

In meinem Fall verlaufen die Kurven für das linke und das rechte Ohr ziemlich ähnlich. Sehr tiefe Töne kann ich auch ohne Verstärkung noch einigermaßen gut verstehen. Hier liegt mein Hörverlust bei etwa 25 Dezibel, also genau an der Grenze dessen, was noch als gesund gilt. Je höher die Töne werden, desto schlechter – etwas vereinfacht dargestellt – höre ich.

Der tiefste Punkt im Audiogramm liegt bei etwa 6.000 Hertz. Um diese Frequenz normal hören zu können, benötige ich eine Lautstärke von 100 Dezibel. Zum Vergleich: Das ist die Lautstärke einer Kreissäge oder einer vorbeifahrenden U-Bahn.

Im Jahr 2012, ein gutes Dreivierteljahr, nachdem ich meine Arbeit bei der Bank angefangen hatte, war ich nun endlich so weit, den Weg hin zu neuen Hörgeräten zusammen mit der Akustikerin meines Vertrauens zu gehen. Auch wenn ich wusste, dass kein Weg an den Hörtests vorbeiführte und jegliche Diskussion darüber vergeblich war, machte ich kein Geheimnis daraus, wie ungern ich auf irgendwelche Knöpfchen drücken oder altbackene einsilbige Wörter nachsprechen wollte.

Glücklicherweise war meine Akustikerin sehr nachsichtig mit mir und brachte eine engelsgleiche Geduld mit, um die ich sie fast ein bisschen beneidete. Sie bemerkte auch schnell, dass mein Hörverlust sehr stark ist und ich es gewohnt war, meine Ohren mit analoger Power zum Leben zu erwecken. Sie unternahm zwar den Versuch, mich an die schöne neue Welt der digitalen und intelligenten Hörsysteme heranzuführen, und gab mir hierzu auch zwei Geräte zum Testen mit, aber ich war damals schlicht noch nicht reif dafür. Meine Ohren waren an die Technik der 1980er- und 1990er-Jahre gewöhnt, und das bedeutete: Analog und mit ganz viel Wumms! Genau wie die coolen Actionfilme aus dieser Zeit mit Bruce Willis, Sylvester Stallone, Arnold Schwarzenegger und wie sie alle heißen.

Das Feine, Digitale, das Geräusche intelligent selektiert und an das Ohr weiterleitet, war einfach nichts für mich. Ich tat meiner Akustikerin zwar den Gefallen und testete die Geräte jeweils eine Woche lang, aber ich hatte mit ihnen immer das Gefühl, dass alles viel leiser war und ich die Hälfte der Geräusche, die mich umgaben, gar nicht hörte. Ich brauchte die analoge Action im Ohr und war auch noch nicht bereit, mich auf etwas anderes einzulassen.

Meine Akustikerin gab schnell nach und schlug mir von da an nur noch Geräte vor, deren Technik so ähnlich war wie die meiner alten Hörgeräte. Trotzdem war es jedes Mal mühsam, die Geräte anzupassen. Anpassen bedeutet

– sehr vereinfacht beschrieben –, dass die Leistung der Hörgeräte mit der Hörschwäche zusammengebracht wird. Hörgeräte sind zunächst einmal ein mehr oder minder unbeschriebenes Blatt und nur ihre passgenaue Einstellung auf die Hörschwäche der Patient*innen bringt den gewünschten Nutzen.

Konkreter: Die Hörgeräte müssen so eingestellt werden, dass sie die Frequenzen, bei denen im Audiogramm eine Hörschwäche gemessen wurde, genau im richtigen Umfang verstärken. Es wird also versucht, den Hörverlust so auszugleichen, dass die Nulllinie im Audiogramm annähernd erreicht wird.

Diese Einstellungen wurden vor Ort bei meiner Akustikerin vorgenommen, die die Hörgeräte hierzu an einen Computer anschloss, auf dem die notwendige Software installiert war. Die hierfür erforderliche Hard- und Software haben natürlich nur Akustiker*innen, sodass jede fundamentale Änderung in den Einstellungen der Hörgeräte nur vor Ort vorgenommen werden kann.

Für die Tests neuer Hörgeräte reicht es leider oft nicht aus, die Anpassung nur ein einziges Mal vorzunehmen. Natürlich gibt das Audiogramm die wesentliche Grundlage für die erste Anpassung der Geräte, aber viele kleine Unterschiede, die sich nicht nur auf die Lautstärke, sondern auch auf den Klang beziehen, werden mir meistens erst im alltäglichen Gebrauch bewusst.

Es kam nicht selten vor, dass ich mit neu eingestellten Testgeräten vor der Akustikerin saß und den Klang der Geräte angenehm fand, später in einer Alltagssituation aber nicht mehr zufrieden war. Vielleicht waren die tiefen Töne zu laut, die hellen Töne nicht stark genug, Stimmen klangen blechern, gedämpft, rauschend, schrill oder verschwommen. Stellte ich so etwas bei einem Hörgerät fest, das ich im Test aber ganz gut fand, blieb mir nur der erneute Termin bei meiner Akustikerin, die dann versuchte, meine Alltagserfahrungen in den Hörgeräteinstellungen abzubilden. Mit den neuen Einstellungen stürzte ich mich erneut in den Alltag und testete die Geräte ein weiteres Mal so gut es ging.

Ich testete mit meiner Akustikerin damals sechs Hörgeräte, von denen zwei in die engere Auswahl kamen und die ich in ihren Einstellungen noch einmal anpassen ließ. Auf diese Weise kamen eine ganze Menge Termine zusammen.

Natürlich kann das alles auch wesentlich schneller gehen als bei mir damals. Ich war ziemlich anspruchs-voll und wollte mich nicht mit einer Kompromisslösung zufriedengeben. Das trug sicher dazu bei, dass ich nicht nur meine eigenen Nerven, sondern auch die Geduld meiner Akustikerin reichlich strapazierte. Vielleicht hätte eine andere Akustikerin bereits beim ersten Testgerät einen Glückstreffer gelandet. Das kann man nie wissen, die in-dividuellen Hörpräferenzen sind eben sehr verschieden. Manchmal dauert es ein bisschen länger und Patient*innen und Akustiker*innen müssen in ihrer Zusammenarbeit erst zueinanderfinden. Letztlich ist es auch nicht so wichtig, ob jemand die ersten Hörgeräte in der ersten Einstellung gut findet, oder erst die sechsten Hörgeräte in der dritten Einstellung. Wichtig ist das Ergebnis: eine bestmögliche Hörversorgung.

Ich war froh, als ich mich endlich für ein Hörgerätmodell entschieden hatte, und bin sehr sicher, dass auch meiner Akustikerin die Erleichterung ins Gesicht geschrieben stand.

Während der Testphase hatten weder sie noch ich über die möglichen Kosten für die neuen Hörgeräte gesprochen. Ich wollte das Thema bewusst verdrängen, weil ich keine Lust hatte, mich in der Testphase schon damit beschäftigen zu müssen.

Außerdem befürchtete ich, dass ich Hörgeräte, die ich gut fand, die aber eigentlich zu teuer für mich waren, unbewusst ausschließen würde. Ich wollte die Entscheidung für neue Geräte treffen, ohne an finanzielle Zwänge zu denken.

Rückblickend finde ich meine Herangehensweise von damals logisch und naiv zugleich. Ich hatte schlicht die Augen verschlossen und darauf gehofft, dass ich meine Wunschgeräte schon irgendwie würde bezahlen können.

Doch ich hatte Glück! Meine Hörgeräte kosteten damals 2.449,60 Euro, wovon 1.212,80 Euro von der Krankenkasse übernommen wurden. Die Differenz von 1.236,80 Euro musste ich also selbst bezahlen und fand, dass ich mit einem blauen Auge davongekommen war. Trotzdem vereinbarte ich mit meiner Akustikerin eine Zahlung in zwei Monatsraten.

NEUER AUFSCHWUNG IM BERUF

Durch meine neuen Hörgeräte fühlte ich mich im Beruf gleich viel sicherer. Ich verstand meine Kolleginnen deutlich besser und konnte in Meetings sogar aus den geflüsterten Sätzen meiner Sitznachbar*innen einen Sinn ableiten. Besonders gern mochte ich die Situationen trotzdem nicht. Leider werden in Meetings viele Informationen in Flüsterstimme ausgetauscht, während jemand anderes redet oder etwas präsentiert. Ich hasse es, wenn sich dann plötzlich jemand zu mir hinüberbeugt, ich den warmen Kaffeeatem am Hals und in der Nase spüre und die geflüsterten Worte trotzdem nur mit allergrößter Mühe verstehen kann. Wenn überhaupt.

Am liebsten würde ich dann einen von diesen spröden Konferenz-Kaffeekeksen nehmen und ihn an der Stirn der Person zerdrücken, die gerade geflüstert hat. Diese Dinger schmecken ohnehin nicht und hätten so wenigstens einen sinnvollen Zweck erfüllt.

In den allerwenigsten Fällen geht es bei diesen Flüsterinformationen um Inhaltliches. Meistens sind es nur wenig qualifizierte Kommentare, die Zustimmung oder Ablehnung zu dem Gesagten suggerieren oder ein bisschen lustig sein sollen. Auch mit den neuen Hörgeräten kann ich die Flüsterinformationen nicht immer verstehen und manchmal reagiere ich auf einen Kommentar einfach wie die Pinguine in dem Film Madagascar: »Lächeln und winken«, wobei ich das Winken durch ein Kopfnicken austausche. Aber ich habe gelernt, dass die meisten

Menschen in diesen Meetings gar keine verbale Antwort, sondern nur eine Bestätigung zu ihrem Kommentar haben wollen.

Dass es für mich im Beruf nun wesentlich besser lief, hatte aber auch damit zu tun, dass ich nicht mehr versuchte, meine Unsicherheit zu überspielen.

In Situationen, in denen ich etwas nicht verstehe, frage ich im Gegensatz zu früher nun ganz direkt nach. Dabei ist es mir egal, ob ich etwas akustisch oder inhaltlich nicht verstanden habe. Ich frage so lange nach, bis ich wirklich weiß, worum es geht, auch wenn es mein Gegenüber in den Wahnsinn treibt. So einfach das klingt, so schwer kann es aber auch sein, sich dazu zu überwinden. Es gibt viele Menschen, die keine Hörschwäche haben und sich trotzdem nicht trauen, in einer Besprechung oder einem direkten Gespräch Vorgesetzten eine Nachfrage zu stellen, wenn sie etwas inhaltlich nicht verstanden haben. Das ist nicht nur sehr bedauerlich, es hat auch einen direkten Einfluss auf die eigene Leistungsfähigkeit. Wie will ich denn einen Arbeitsauftrag zufriedenstellend erledigen, wenn ich nicht verstanden habe – egal ob akustisch oder inhaltlich –, worum genau es geht? Ich bin froh, dass ich diese Schwäche abstellen konnte.

Nicht zuletzt bekamen meine Kolleginnen die vielen Termine bei meiner Akustikerin auch mit. Da wir uns alle ganz gut verstanden und auch die Mittagspausen zusammen verbrachten, fragten sie mich natürlich, warum ich manchmal später ins Büro kam. Also erzählte ich es ihnen und sie hatten volles Verständnis für mich. Alle hatten ihre eigenen Geschichten zu erzählen, warum Besuche bei Ärzt*innen oder andere Termine im medizinischen Kontext mit den Bürozeiten nur schwer in Einklang gebracht werden konnten. Sei es, weil man vor einer großen Urlaubsreise mehrere Impfungen brauchte, Termine zur Krankengymnastik wahrnehmen musste oder auf der Suche nach einer Diagnose mehrere Spezialist*innen aufsuchen musste.

Ich war also gar nicht alleine mit dem Problem, meine Arbeitszeiten mit meinen medizinischen Terminen in Einklang zu bringen. Auch wenn ich keine negative Reaktion von meinen Kolleginnen erwartet hatte, war es mir doch unangenehm, zugeben zu müssen, dass ich dafür Zeit brauchte, selbst wenn ich die verlorenen Stunden nacharbeitete. Impfungen, Krankengymnastik oder eine kompliziertere Diagnose konnten mich schließlich auch treffen, aber die Hörschwäche hatte ich – zumindest im Kreis meiner Kolleginnen – exklusiv. Es hätte gut sein können, dass ich in ein paar Monaten wegen einer Krankheit wieder versuchen müsste, Arbeit und medizinische Termine unter einen Hut zu bekommen. Ich wollte nicht, dass es heißt: »Der hat schon wieder was. Ständig ist der nicht da.«

Meine Bedenken sind ebenso menschlich wie blödsinnig. Erstens kann ich nichts für meine Hörschwäche und den Aufwand, den ich deswegen ab und zu betreiben muss, und zweitens ist es völlig unerheblich, ob ich ansonsten noch eine andere medizinische Baustelle hätte, um die ich mich kümmern müsste. Es ist einfach, wie es ist, und damit muss ich genauso gut umgehen können wie die Menschen um mich herum. Seltsamerweise scheinen viele Menschen, wie ich auch, dazu zu neigen, sich über so etwas zu viele Gedanken zu machen. Im Laufe der Jahre habe ich aber immer wieder erleben dürfen, dass die meisten Menschen verständnisvoll und rücksichtsvoll sind. Die größten Hürden bauen wir in unseren eigenen Köpfen auf. Ich bin da keine Ausnahme.

EIN COCKTAILABEND MIT FOLGEN

Ich durfte auf gar keinen Fall verschlafen! Ich würde meinen Rückflug nach Frankfurt verpassen, mein Chef würde sich fragen, wo ich mich herumtrieb, und ich müsste die Reisestelle meines Arbeitgebers bitten, mich aus meiner misslichen Lage zu befreien. Ich müsste erklären, dass ich für meinen Job nicht trinkfest genug war. Jedenfalls nicht trinkfest genug, um am nächsten Morgen meinen Flieger zu erwischen. Meine Reisestelle müsste mich aus Hamburg in die Zentrale nach Frankfurt zurückholen. Alle wüssten Bescheid. Ich wäre der, der seinen Flug verpasst hatte. Kurz: Ich würde mich bis auf die Knochen blamieren.

An meine erste Dienstreise kann ich mich noch sehr gut erinnern. Ich war noch nicht lange bei der Bank und immer noch dabei, mich in meine Aufgaben als Key Account Manager einzuarbeiten, als ich mit meinem Chef zu einem Kunden nach Hamburg fliegen sollte.

Für mich war alles neu und ich verbrachte mit der Vorbereitung auf die Reise sehr viel mehr Zeit, als ich heute zugeben will. So einen Business-Trip hatte ich noch nie gemacht und ich hatte auch noch nie eine Flugreise für weniger als 24 Stunden angetreten.

Lohnt sich das überhaupt? Und was packe ich ein?

Es fing schon damit an, dass wir an einem Montagmorgen hinfliegen und am Dienstagmorgen zurückfliegen wollten. Ich wusste zwar instinktiv, dass ich für einen Business-Trip mit einer Übernachtung wahrscheinlich keinen Reisekoffer am Flughafenschalter abgeben müsste, aber einen kleinen Trolley, den man als Handgepäckstück mitnehmen konnte, besaß ich nicht. Also kaufte ich mir hastig einen und achtete darauf, dass er nicht zu billig aussah. Schließlich würden wir in Hamburg vom Flughafen direkt zu unserem Kunden fahren und erst nach dem Termin im Hotel einchecken können. Ich wusste, dass das Gesamtbild passen musste.

Der Termin verlief ohne größere Schwierigkeiten und ich fand, dass ich mich ziemlich wacker geschlagen hatte. Am Abend fand ein gemeinsames Essen mit dem Kunden, meinem Chef und mir statt. Ich hatte bereits gehört, dass ich als Vertriebsmitarbeiter – und Key Account Manager gehören im weiteren Sinne dazu – trinkfest sein musste, und an diesem Abend waren sowohl mein Chef als auch die Vertreterinnen des Kunden anscheinend fest entschlossen, meine Fähigkeiten bis tief in die Leber hinein zu testen.

Doch auch hier schlug ich mich ziemlich wacker, immerhin war mein Studium nicht allzu lange her und mein Studienort lag mitten in einer Wein- und Bierregion. An den Hängen der Mosel wuchs der Riesling und das nahegelegene Bitburg versorgte uns alle stets mit Pils. Ich war also gut trainiert.

Als der Italiener uns gegen ein Uhr morgens freundlich hinauskomplimentierte, war ich trotzdem mit meinen Kräften am Ende. Ich war früh aufgestanden, und wegen meines ersten Kundentermins und des sozialen Events, das darauf folgte, den ganzen Tag über angespannt gewesen. Mein Blutkreislauf bestand fast nur noch aus Rotwein – Training hin oder her.

Als ich schließlich mit meinem Chef die Lobby betrat, hatte ich die vergangene halbe Stunde bereits damit verbracht, mich gedanklich in das gemütliche Hotelbett zu kuscheln.

Ich wollte direkt in Richtung der Fahrstühle abdrehen, da zeigte er auf die Hotelbar. Ich wusste sofort, was das bedeutete, wäre aber trotzdem am liebsten auf der Stelle vor Schreck erstarrt und umgefallen. Doch mir blieb kaum etwas anderes übrig und so setzten wir uns an die Bar, lallten und schwallten über die Arbeit, Gott und die Welt und tranken nebenbei noch drei Cocktails. Cocktails! Drei Stück!

Als ich gegen halb drei in meinem Hotelzimmer ankam, war ich todmüde, sternhagelvoll und verdammt schlecht gelaunt. Ich wusste, dass ich in dreieinhalb Stunden schon wieder aufstehen musste, um den Flieger zurück nach Frankfurt zu erwischen. Ich hatte also nicht nur Angst, mich auf den schönen Teppich im Hotelzimmer zu übergeben, sondern vor allem davor, zu verschlafen! Ohne Hörgeräte konnte ich meinen Handywecker nicht hören und meinen Lichtwecker hatte ich trotz der ausgiebigen Vorbereitung auf die Dienstreise vergessen. Ich lag wie gelähmt auf meinem Hotelbett, das einfach nicht aufhören wollte, sich zu drehen wie eine Berg- und Talbahn in einem Freizeitpark. Hoch und runter, immer schön im Kreis herum. Selbst wenn ich die Augen schloss, hörte das Drehen nicht auf. Ich mobilisierte meine letzten Kräfte und stellte mir drei Alarme auf meinem Handy. Die Lautstärke drehte ich so hoch, wie es nur ging, und für die Alarme wählte ich einen Abstand von zwei Minuten. Die Hörgeräte behielt ich in den Ohren, ansonsten hätte ich gar keine Chance gehabt, rechtzeitig aufzustehen. Verdammt, ich durfte doch meinen Flug nicht verpassen und blamieren wollte ich mich auch nicht!

Mit beiden Hörgeräten im Ohr zu schlafen, ist irre unbequem und ich kann es wirklich nicht empfehlen. Die Hörgeräte, die hinter dem Ohr aufliegen, drücken gerade in Seitenlage unangenehm gegen den Kopf. Leider hatte ich in meiner Vorbereitung auf die Reise nicht ans Wecken gedacht und der feucht-fröhliche Abend war auch nicht gerade hilfreich, wenn es darum ging, pünktlich aufzuwachen.

Den ganzen Tag über hatte ich mich wacker geschlagen, aber eingeschlafen bin ich mit der Angst, nicht rechtzeitig wach zu werden und den Rückflug nach Frankfurt zu verpassen. Doch es klappte. Es war direkt der erste Alarm, der mich aus meinem unruhigen Schlaf riss. Trotz des Alkohols und des schlechten Schlafs war ich sofort hellwach. Nicht nur meine Handywecker, auch ich selbst war im Alarmmodus, denn ich wusste, dass ich nun funktionieren musste.

Ich setzte mich an den Rand des Bettes, stand langsam auf und schleppte mich ins Badezimmer. Ich war so müde und fertig, dass mir die Kraft fehlte, mich über mein eigenes Spiegelbild zu erschrecken. Das würde ich später am Tag bei besserer Gelegenheit nachholen. Ich zog die Hörgeräte aus und spürte zum ersten Mal den Schmerz durch die Druckstellen, die sie hinter meinen Ohren hinterlassen hatten. Anscheinend hatte ich mich trotz der Hörgeräte im Schlaf auf die Seite gedreht.

Wenigstens konnte ich von der Gleichmäßigkeit der Schmerzen und der roten Farbe hinter beiden Ohren darauf schließen, dass ich den Schmerz auf beide Ohren verteilt hatte. An den Rest des Tages kann ich mich nur aus der Sicht eines weit entfernten Beobachters erinnern.

Das Frühstück ließ ich ausfallen. Mein Chef und ich flogen nach Frankfurt zurück und fuhren vom Flughafen aus geradewegs ins Büro. Dort tat ich dann den ganzen Tag lang so, als würde ich arbeiten, und abends fiel ich wieder schlecht gelaunt und hundemüde ins Bett.

Seit diesem Erlebnis habe ich nie wieder meinen Wecker auf einer Dienstreise vergessen. Klar, gegen die pochenden Kopfschmerzen und die übertriebene Lichtempfindlichkeit kann auch ein Wecker nicht helfen, aber auch wenn ich nüchtern bin und genug Schlaf bekomme, bevorzuge ich es, ohne Angst einschlafen zu müssen und am nächsten Tag pünktlich wach zu werden.

Damals, also ab dem Jahr 2011, als das Thema Dienstreisen für mich aufkam, konnte ich zwischen einem Lichtwecker und einem Vibrationswecker wählen. Ich hatte mich für einen ziemlich klobigen Wecker entschieden, an dem ich mit einem Kabel ein Vibrationskissen anschließen konnte, das ich wiederum unter meinem Kopfkissen verstauen musste. Zur eingestellten Weckzeit fing das Vibrationskissen so energisch an zu vibrieren, dass ich damit auch ganz sicher wach wurde. Mittlerweile ist die technische Entwicklung glücklicherweise weiter vorangeschritten. Statt Wecker, Stecker, Vibrationskissen und Verbindungskabel besitze ich nun nur noch ein digitales Vibrationskissen. Auf alles, was für mich unnötig ist, verzichte ich.

Das digitale Vibrationskissen wird per USB-Verbindung aufgeladen und kann danach komplett kabellos verwendet werden. Einen separaten Wecker braucht man nicht mehr. Stattdessen wird das Vibrationskissen bequem per App aktiviert und bietet dabei sogar verschiedene Vibrationsstufen an. Keine Kabel, kein Wecker mit Uhrzeitanzeige und das alles nicht größer als ein Handteller. Ich bin nach wie vor von dem Produkt sehr begeistert. Ich gebe zu, dass ich zu dem digitalen Vibrationskissen auch erst ein wenig

Vertrauen aufbauen musste. Was, wenn ich die App aus Versehen – oder absichtlich – schloss? Würde die Weckfunktion dann trotzdem bestehen bleiben? Würde ich auch von der niedrigsten Vibrationsstufe wach werden? Würde sich das Vibrationskissen im Bett so verschieben – immerhin ist es ja nicht mehr mit einem Kabel zu einem Wecker verbunden – dass ich davon nicht mehr wach wurde? Keine meiner Befürchtungen haben sich bestätigt. Sollte ich beruflich noch einmal in einen derart langen Wein- und Cocktailabend geraten, brauche ich mir zumindest ums Aufstehen keine Sorgen mehr zu machen und kann mich auf das Wesentliche konzentrieren. Früh genug ins Bett zu gehen oder genug Wasser zu trinken zum Beispiel.

DAS SIEHT VERSCHWOMMEN AUS

Seit einiger Zeit schon wunderte ich mich darüber, dass meine Frau beim Autofahren Straßenschilder lesen konnte, bevor ich überhaupt erkannte, dass es irgendwo ein Schild zum Ablesen gab. Meistens immer dann, wenn wir in einer Gegend unterwegs waren, wo wir uns nicht so gut auskannten. Am Anfang dachte ich noch, dass ihr Vorsprung daher rührte, dass sie als Beifahrerin viel besser auf die Schilder achten konnte, weil sie nicht zusätzlich damit beschäftigt war, den sonstigen Straßenverkehr im Blick zu behalten oder gar ein Auto zu steuern.

Nach und nach kam es mir aber doch komisch vor, dass sie Schilder so viel schneller erkannte als ich. Ich sprach sie während einer Autofahrt darauf an und wir testeten es an dem nächsten Straßenschild. Wir beschlossen, uns beide auf das Schild zu konzentrieren, und verabredeten, dann Bescheid zu geben, wenn wir den Schriftzug darauf lesen konnten. Natürlich konnte sie es früher lesen als ich. Erschrocken war ich aber darüber, wie viel früher sie es lesen konnte! Da es anscheinend nicht länger sicher war, mit mir am Steuer in einem Auto zu sitzen, vereinbarte ich einen Termin bei meinem Augenarzt.

Zur Bestätigung meiner Vermutung brauchte der Arzt nur wenige Sekunden: Ich war kurzsichtig und hatte in der Lebenslotterie neben meiner Hörschwäche auch noch eine Sehschwäche gewonnen. Ich war zwar nicht begeistert, mich neben meinen Hörgeräten noch um ein weiteres Hilfsmittel kümmern zu müssen, aber »et kütt wie et kütt« – es kommt eben, wie es kommt.

Was hätte ich auch tun sollen? Der Augenarzt drückte mir einen Zettel mit meinem Testergebnis in die Hand und ich ging damit geradewegs zu der Optikerin um die Ecke, um mir eine Brille auszusuchen. Zwar machte ich mir ein bisschen Sorgen darum, dass die Brillenbügel meine Ohren noch weiter nach außen drücken und ich irgendwann wie Dumbo aussehen würde, aber ich merkte schnell, dass es sich nicht lohnte, sich darüber den Kopf zu zerbrechen. Ich konnte es ohnehin nicht verhindern.

Natürlich hätte ich besonders dünne Brillenbügel auswählen können, aber ich war mittlerweile alt genug und selbstbewusst genug, um zu sagen: Ich bin, wie ich bin. Ich trage Hörgeräte und eine Brille und – um es mit den berühmten Worten eines ehemaligen Berliner Oberbürgermeisters zu sagen – das ist auch gut so.

Natürlich nervt es. Sport, Schwimmbadbesuche, Regenwetter, Spielen mit Kindern, dazu der zusätzliche Aufwand für Reinigung und Pflege – es gibt unzählige Situationen, in denen ich auf meine Brille – und auf meine Hörgeräte – gern verzichten würde. Aber da ich es auch sehr schätze, etwas zu sehen und zu hören, nehme ich die Hilfsmittel gern an und akzeptiere, dass sie ein Teil von mir sind. Immerhin unterstützen sie mich weit mehr, als dass sie mich stören.

Dass ich keine Kontaktlinsen tragen möchte, weil ich es nicht ertrage, mir ins Auge zu fassen, ist auch ein bisschen meine Schuld. Meine Befürchtung, dass meine Ohren mit der Zeit immer weiter abstehen würden, hat sich in den vergangenen sechs Jahren auch nicht bewahrheitet. Und außerdem: Wenn ein solches Charaktermerkmal gut genug für einen britischen König ist, ist es dann nicht auch gut genug für mich? Wenigstens habe ich noch meine Haare.

BERUFSWECHSEL DURCH
UND DURCH BEKLOPPT

Anfang 2015 kehrte ich der Bankenbranche in Frankfurt am Main den Rücken und wechselte in den öffentlichen Dienst. Genauer gesagt fing ich bei einer Bundesbehörde im Geschäftsbereich des Bundesministeriums der Verteidigung an. Die Behörde hat ihren Sitz in Bonn. Aufgrund meiner beruflichen Vorerfahrung wurde ich gleich am ersten Tag als Beamter vereidigt und bin es bis heute geblieben. Obwohl ich mittlerweile von der Behörde ins Verteidigungsministerium gewechselt bin, betrifft die nachfolgende Erzählung einen Bereich, zu dem ich gehöre. Der Geschäftsbereich des Bundesministeriums der Verteidigung, der auch die Bundeswehr einschließt, ist einer der größten Arbeitgeber in Deutschland. Vermutlich ist es das Schicksal einer jeden großen Organisation, nicht nur durch hervorragende Taten, sondern auch durch Fehler und Macken aufzufallen. Dass das Ministerium und die Bundeswehr hier keine Ausnahme bilden, ist sicherlich kein Geheimnis. Seit ich im Februar 2015 meinen Dienst angetreten habe, hat vieles bei mir für Kopfschütteln gesorgt. Dass ich aber gleich an meinem ersten Tag Anlass zum Kopfschütteln haben würde und meine Hörschwäche dabei eine Rolle spielen würde, hätte ich allerdings nicht erwartet.

Mein erster Tag im Dienst war ein Montag. Montag, der 2. Februar 2015, um genau zu sein. Ich kann mich noch gut daran erinnern, dass ich aus dem Kreis meiner Familie oder von Freund*innen gefragt wurde, welche Aufgaben ich denn überhaupt bei meinem neuen Arbeitgeber übernehmen sollte. So berechtigt diese Frage auch war, so wenig konnte ich sie beantworten. Ich hatte im Herbst 2014 das Auswahlverfahren für Wirtschaftswissenschaftler für den höheren nichttechnischen Verwaltungsdienst erfolgreich absolviert und war nun anscheinend genau dafür vorgesehen. Für den »höheren nichttechnischen Verwaltungsdienst«.

Ich musste die Formulierung ein paar Mal langsam vorsprechen, bis sie mir flüssig über die Lippen ging. Mehr als diese sperrige Wortreihung wusste ich nicht, aber ich war fest entschlossen, mich darauf einzulassen und irgendetwas Nichttechnisches zu verwalten. Natürlich wusste ich, dass es zahlreiche wirklich interessante Aufgaben in der Behörde gab, aber welche davon ich übernehmen sollte, war mir bis zu meinem ersten Tag im Dienst völlig unklar.

Von der Personalstelle wusste ich nur, dass ich mich an diesem zweiten Februar um neun Uhr morgens in einem bestimmten Büro melden sollte. Als ich – viel zu früh, weil ich auf gar keinen Fall zu spät kommen wollte – dort ankam, sah ich, dass noch jemand vor dem Büro wartete. Anscheinend jemand, der noch weniger als ich zu spät kommen wollte und deshalb noch früher da war.

Uns war schnell klar, dass wir beide unseren ersten Tag hatten und uns zur gleichen Uhrzeit in diesem Büro melden sollten, und wir merkten auch sehr schnell, dass wir beide mit den gleichen spärlichen Informationen ausgestattet worden waren. Der andere hatte ebenfalls keinen blassen Schimmer, was ihn erwartete. Die Mischung aus Nervosität und Neugierde und die Tatsache, dass wir wirklich viel zu früh vor Ort waren, ließ uns in ausgiebige Plauderlaune verfallen.

Dabei lernte ich, dass mein neuer Kollege zwölf Jahre lang Soldat gewesen war und an der bundeswehreigenen Uni in Hamburg Wirtschaftswissenschaften studiert hatte. Nun wollte er als Beamter weiter dienen. Er machte einen schneidigen Eindruck: perfekte Frisur, trainierter Körper, gut sitzender Anzug, vortreffliche Manieren, keine Brille, keine Hörgeräte, kein lahmes Bein. Und soweit ich das während unseres Gesprächs sehen konnte, wiesen seine Hände noch alle zehn Finger auf.

Bei derart »perfekten« Menschen muss ich immer an Pilot*innen denken. Hätte mein Gegenüber in den letzten zwölf Jahren nicht überwiegend Flecktarn getragen, er hätte auch ganz wunderbar in einen Pilotenanzug gepasst. Ich selbst sehe mich nicht so. Dass er sogar Erfahrung mitbrachte und die Welt der Bundeswehr bereits kannte, hatte er mir ebenfalls voraus.

Nach einer Weile öffnete sich die Tür zu dem Büro, vor dem wir die ganze Zeit gewartet hatten. Wir wurden knapp begrüßt, traten ein, hörten uns ein paar organisatorische Infos an und mussten dann eine Menge Papiere zur Kenntnis nehmen und unterschreiben, von denen eines die sogenannte Dienstpostenzuweisung war. Auf meinem Papier stand etwas von »Infrastruktur« und »Einsatz«. Der mysteriöse Nebel, der über meinen zukünftigen Aufgaben gelegen hatte, lichtete sich nur langsam, aber immerhin hatte ich nun einen Anhaltspunkt. Auch der ehemalige Soldat wurde mit ersten Hinweisen bedacht. Bei ihm standen die Wörter »Finanzen« und »Controlling«.

Wir verließen das Büro und mussten nun selbstständig den Weg zu unseren künftigen Kolleg*innen finden.

Wir verabschiedeten uns und gingen in unterschiedliche Richtungen auseinander.

Ich versuchte mich an die Wegbeschreibung zu erinnern, die ich kurz zuvor bekommen hatte. Das Gelände bestand aus einer Vielzahl von einzelnen Gebäuden und ich war zum ersten Mal hier. Karte und Kompass wären hilfreich gewesen! Doch erstaunlich kurze Zeit später hatte ich mein neues Referat gefunden. Ein »Referat« ist im öffentlichen Dienst ungefähr das, was anderswo als »Team« bezeichnet wird, und anstelle einer Teamleitung gibt es in einem Referat eine Referatsleitung.

Mein Referatsleiter zeigte mir nach einer freundlichen Begrüßung mein Büro und forderte mich auf, mich erst einmal einzurichten und die Möbel so zu stellen, wie ich sie haben wollte. Ich sah mich um und war recht zufrieden. Die schwere Aktenschrankwand würde ich ganz sicher nicht woanders hinstellen wollen und die drei zusammenhängenden Schränke, die jeder für sich nicht viel breiter waren als ein Spind, würde ich auch keinen Millimeter bewegen. Nur den Schreibtisch hätte ich umstellen können, aber mein vorheriger Bürobewohner hatte ihn so gedreht, dass ich im Rücken eine freie weiße Wand hatte und seitlich zur Tür blicken konnte. Als ich keinen Grund fand, meine Möbel überhaupt zu verrücken, ließ ich mich von meinem Referatsleiter den anderen Kollegen – es waren tatsächlich nur Männer – vorstellen. Meinen ersten Tag verbrachte ich überwiegend damit, bei ihnen im Türrahmen zu stehen und mir erklären zu lassen, was denn das Referat überhaupt machte und was nun meine Aufgaben sein würden.

Ich erfuhr, dass das Referat für die Medienversorgung und -entsorgung in den Einsatzliegenschaften der

Bundeswehr verantwortlich war. Als Medien wurden in diesem Zusammenhang überwiegend Strom, Wasser und Abwasser verstanden. Einsatzliegenschaften sind – sehr allgemein formuliert – die Camps der Bundeswehr in den Einsatzgebieten, zu der Zeit in erster Linie in Afghanistan, im Kosovo und in Mali. Unser Referat war gewissermaßen der umsorgende Hausmeister, oder »Facility Manager« für diese Camps. Meine Aufgabe sollte es sein, die Arbeit der Ingenieure im Referat kaufmännisch und infrastrukturell zu unterstützen, also Wirtschaftlichkeitsbetrachtungen durchführen, Vertragsunterlagen abstimmen, mit externen Dienstleistern kommunizieren und so weiter.

Darüber hinaus sollte ich auch Aufgaben der Fachaufsicht wahrnehmen. Vereinfacht dargestellt hat jede Einsatzliegenschaft im Einsatzgebiet Menschen vor Ort, die sich um die Verwaltung und auch um das Facility Management kümmern. Da die Koordination überwiegend von Deutschland aus erfolgt, muss ab und zu jemand in die Einsatzgebiete fliegen und vor Ort prüfen, ob die Umsetzung der Vorgaben aus Deutschland rechtmäßig abläuft. Für das kaufmännische Facility Management lag die Aufgabe nicht nur in dem Referat, in dem ich nun arbeiten sollte, sie lag ganz konkret auch bei mir.

Und so kam es, dass ich an meinem ersten Tag im Dienst der Bundeswehr erfuhr, dass ich von der Personalstelle auf einen Dienstposten gesetzt worden war, der von mir Reisen nach Afghanistan und in den Kosovo erwartete.

Ich nahm diese Information mit großem Erstaunen zur Kenntnis. Als ich abends im Hotelzimmer war und sich die Aufregung des ersten Tages etwas gelegt hatte, musste ich die ganze Zeit an den schneidigen Ex-Soldaten denken, der mit mir zusammen angefangen hatte. Ich wusste an diesem

Abend noch nicht, um wie viel einfacher es für mich gewesen wäre, wenn meine Personalstelle unsere Dienstposten getauscht hätte. Wenn sie ihm meinen Posten mit Einsatzbezug und mir seinen Controlling-Posten zugewiesen hätte. Nicht, weil ich mich davor gescheut hätte, nach Afghanistan zu fliegen, sondern nur wegen meiner Hörgeräte. Man hatte mir zwar diese Aufgabe mit Einsatzbezug zugewiesen, wollte mich dann aber – wie sich später herausstellen sollte – wegen der Hörgeräte nicht in die Einsatzgebiete reisen lassen. Das sei zu gefährlich für mich und für andere, die sich, wenn irgendetwas passieren sollte, um mich kümmern müssten. Es könnte ja sein, dass ich im Fall der Fälle – bei einem Bombenanschlag oder ganz allgemein im Feuergefecht – Anweisungen nicht verstehen würde. Grundsätzlich stimmt das zwar, aber wenn irgendwo eine Bombe explodiert, dann klingeln erst einmal allen die Ohren – ob mit Hörgeräten oder ohne. Doch darum ging es nicht. Es ging darum, dass dieselbe Personalstelle, die mir die Aufgabe zugewiesen hatte, mich nun daran hinderte, sie auch ordnungsgemäß wahrzunehmen. Natürlich konnte ich da nur mit dem Kopf schütteln. Sie hätte ja auch anders entscheiden und dem Ex-Soldaten meine Stelle geben können. Der hätte wenigstens gewusst, wie er sich vor Ort kleiden und verhalten musste, und ich hätte mit seiner Stelle im Bereich Finanzen und Controlling aufgrund meiner Vorerfahrung bei zwei Banken sicherlich auch etwas anfangen können. Der ganze Vorgang war damals an Absurdität kaum zu überbieten, wobei das noch eine der schöneren Formulierungen ist, die mir hierzu einfallen. Eigentlich fand ich das alles durch und durch bekloppt und war kurz davor, mein Beamtendasein wieder an den Nagel zu hängen.

Die Entscheidung darüber, ob ich nun in die Einsatzgebiete fliegen durfte oder nicht, zog sich etliche Wochen hin und ich hatte in der Zeit meine Aufgaben in Bonn und meine neuen Kollegen liebgewonnen. Also kämpfte ich zusammen mit meinem damaligen Vorgesetzten dafür, dass ich eine Ausnahmegenehmigung für die Reisen in die Einsatzgebiete bekam. Ich musste eine ärztliche Untersuchung über mich ergehen lassen und mein Vorgesetzter musste ausführlich begründen, warum ich trotz meiner Hörschwäche in die Einsatzgebiete reisen konnte. Einige Monate später hatte ich dann grünes Licht und durfte meine Aufgaben endlich auch wahrnehmen.

Bevor ich aufgrund meiner Beschreibung nun etliche E-Mails erhalte, in denen man mich beschimpft, weil ich vielleicht durch meine Reisen tatsächlich andere gefährdet hätte, möchte ich noch Folgendes anführen: Ich reiste ausschließlich in den Kosovo – der Einsatz wurde mittlerweile von der Bundeswehr beendet – und nach Afghanistan, ein mittlerweile ebenfalls beendeter Einsatz. In Afghanistan selbst hielt ich mich ausschließlich in einem geschützten Camp auf und brauchte zu keiner Zeit einen besonderen Schutz oder gar eine Eskorte. Auch war ich immer als Zivilbeschäftigter unterwegs und habe keinen Wechsel in den Soldatenstatus vollzogen. Ich erkenne aber an, dass ich mit meinen Hörgeräten Einschränkungen unterliege. Hätte ich zu irgendeinem Zeitpunkt das Gefühl gehabt, dass meine Präsenz andere gefährdet, hätte ich mich sofort zurückgezogen und die Gefährdung aufgelöst.

Aber mich bewusst auf diese Stelle zu setzen, mir unmittelbar danach mitzuteilen, dass ich ihre Anforderungen nicht erfüllte, um mich dann durch einen langatmigen Prozess zu schicken, in dem ich beweisen musste, dass ich trotz meiner Hörschwäche den Aufgaben gewachsen war, empfand ich als entwürdigend. Und ja, diese Kritik muss die Bundeswehr an dieser Stelle ertragen können.

ICH BIN DOCH NICHT BEHINDERT

Ich fand die Aussage »Ich bin doch nicht behindert!« schon immer problematisch.

Wenn ich diesen Satz in einem Meeting oder einer anderen Runde höre, fühle ich mich auf unangenehme Weise ertappt. Es ist ungefähr so, als würde man in einer wichtigen Besprechung nicht aufpassen und plötzlich seinen Namen hören.

Natürlich spricht mich niemand direkt an, wenn er oder sie im Eifer des Gefechts »Ich bin doch nicht behindert!« sagt, und mein Name wird auch nicht genannt. Aber ich habe diese kleine grüne Karte – meinen Schwerbehindertenausweis – und da steht es ganz klar drauf. Ich brauche mir nichts vorzumachen: Ich bin behindert.

So wohlwollend ich meinen Gesprächspartner*innen gegenüber auch bin und ihnen unterstelle, dass sie es weder böse meinen noch auf mich beziehen – wenn sie diesen Satz sagen, signalisieren sie mir damit doch, dass »behindert sein« etwas fürchterlich Negatives ist. Etwas, das man besser nicht sein sollte.

Noch nie habe ich jemanden darauf hingewiesen, was ich von diesem Satz halte. Vielleicht würde ich es tun, wenn ich mein Gegenüber wirklich nicht mag oder ihr oder ihm eine böse Absicht unterstelle. Viele wissen auch gar nicht, dass ich behindert bin, dass ich diesen kleinen grünen Ausweis habe, auf dem ein GdB von 70 eingetragen ist, und dass ich mich angesprochen fühlen könnte, wenn sie so etwas sagen.

Vielleicht sollte ich mir mehr Mühe geben, vielleicht sollte ich etwas erwidern, mich wehren, oder zumindest anfangen, andere zu sensibilisieren. Wie viele gibt es, die diesen Satz erdulden und ihn vielleicht nicht so gut wegstecken, wie ich es kann. Natürlich können sich hieran weitreichende Diskussionen entzünden und es könnte Menschen geben, die mich dazu auffordern, mich doch bitte schön nicht so anzustellen oder nicht so ein Sensibelchen zu sein. Die denken, sich verteidigen zu müssen. Vielleicht sind das dieselben Menschen, die behaupten, man dürfe ja gar nichts mehr sagen, und die sich davor scheuen, sich mit den Feinheiten einer immer komplexer werdenden Welt auseinanderzusetzen.

Die, die sich nicht anpassen wollen, sprechen denen, die für ihren Respekt und für ihre Rechte einstehen, oft ihre eigenen Gefühle ab. Das ist ganz klar Gaslighting[2]. Es heißt dann oft: »Hab dich doch nicht so!« oder »Verstehst du denn gar keinen Spaß?«

Es gibt viele Menschen, die in unserer Gesellschaft immer noch benachteiligt werden: Frauen, LGBTQ, Menschen mit Migrationshintergrund, Asylsuchende, Behinderte und sicher viele weitere mehr. Zu verlangen, dass lebenslang Benachteiligte sich doch bitte »nicht so haben« oder »Spaß verstehen« sollen, ist überheblich und respektlos. Dabei ist es egal, ob Menschen sich nicht von ihrem heißgeliebten »Zigeunerschnitzel« verabschieden wollen, ob sie abwertende Worte über LGBTQ verwenden oder eben sagen: »Ich bin doch nicht behindert!«

Zu versuchen, anderen mit einer reflektierten Sprache zu begegnen, ist ein Zeichen von Anstand und zeigt Respekt,

---

[2] Gaslighting gehört zu den psychischen Manipulationstechniken. Gaslighting verfolgt durch Lügen, Leugnen und Einschüchterung das Ziel, bewusst die Selbstwahrnehmung eines anderen Menschen zu erschüttern.

den jeder Mensch verdient. Ja, es ist manchmal kompliziert, und ja, es ist manchmal auch anstrengend. Aber auf unsere Mitmenschen zu achten und einen Moment darüber nachzudenken, wie wir etwas formulieren, ist eine geistige Leistung, die wir von allen erwarten dürfen.

Doch ich will diesen Abschnitt nicht mit mahnenden Worten abschließen. Vielleicht eignet sich als Zwischenfazit das hier besser:

Aus meiner Erfahrung heraus sind die allermeisten Menschen gut, freundlich und rücksichtsvoll. Ich bin davon überzeugt, dass dieses positive Menschenbild dabei hilft, Zurückhaltung, Unsicherheit oder auch ein unsensibles Wort nicht direkt auf sich selbst zu beziehen. Für mich hat es sich immer bewährt, nachsichtig zu sein und mit meiner Hörschwäche offen und ehrlich umzugehen. Ich kann mich an keine einzige negative Reaktion erinnern, wenn ich selbst das Thema kurz angesprochen habe. Ganz im Gegenteil: Viele scheinen erleichtert, zeigen Verständnis, sind neugierig und bemühen sich, rücksichtsvoll zu sein.

Ich weiß, dass ich durch meine Offenheit dazu beitragen kann, dass andere Menschen das beklemmende Gefühl verlieren, das sie vielleicht in den ersten Minuten oder Stunden haben, wenn sie mich mit meinen Hörgeräten kennenlernen. Doch auch ich musste erst lernen, mit meiner eigenen Einschränkung offen umzugehen, und ich weiß auch, dass vielen anderen das sehr schwerfällt.

Das ist auch völlig in Ordnung. Niemand muss sich für seine Behinderung rechtfertigen und niemand muss lernen, offen mit ihr umzugehen. Die Pflicht für den ersten Schritt sehe ich immer bei denen, die keine Behinderung haben. Doch wenn wir mit unseren Einschränkungen lernen, uns selbst zu akzeptieren und uns in unserer Haut wohlzufühlen, dann können wir den ersten Schritt umso leichter gehen. Wir haben die Chance, dass sich dieses beklemmende Gefühl, das manchmal wie eine Wolke über einer Begegnung zweier Menschen hängen kann, in Luft auflöst.

RECHT UND GESETZ

Menschen mit Behinderung verdienen in unserer Gesellschaft einen besonderen Schutz vor Benachteiligung und eine besondere Kraftanstrengung zur Teilhabe am gesellschaftlichen Leben. Grundlage hierfür ist unser Grundgesetz. Hier heißt es in Artikel 3 Absatz 3 Satz 2: »Niemand darf wegen seiner Behinderung benachteiligt werden.«

Das ist ein schöner und einfacher Satz, der alleine für sich stehen kann und sofort verstanden wird. Doch auch an einfachen Sätzen können sich weitreichende Diskussionen entspinnen, sodass es nicht verwundert, dass sich der Gesetzgeber zu einer Reihe von Konkretisierungen für die Teilhabe von behinderten Menschen am Arbeitsleben gezwungen sah. In Deutschland zählen hierzu im Wesentlichen das Allgemeine Gleichbehandlungsgesetz (AGG) und das Sozialgesetzbuch Neuntes Buch (SGB IX).

Wer nun welche Rechte und Pflichten hat, ist von einer ganzen Reihe an Regelungen und auch etlichen Ausnahmen abhängig. Allgemein lässt sich aber festhalten, dass in Deutschland niemand aufgrund der ethnischen Herkunft, des Geschlechts, der Religion oder Weltanschauung, einer Behinderung, aufgrund von Alter oder sexueller Identität benachteiligt werden darf. Die Einhaltung dieses Benachteiligungsverbots wird durch die Regelungen im Allgemeinen Gleichbehandlungsgesetz konkretisiert. Menschen mit schwerer Behinderung und

Menschen, die diesen gleichgestellt sind, werden darüber hinaus durch das SGB IX besonders geschützt.

Als schwer behindert gilt man in Deutschland übrigens ab einem Grad der Behinderung (GdB) von 50. Der GdB beginnt bei 20 und steigert sich in Zehnerschritten bis zu einem Wert von 100. Das heißt auch, dass der besondere Schutz des SGB IX nur für Menschen gilt, die einen GdB von 50 oder mehr haben, oder für Menschen, die diesen gleichgestellt sind. Alle Menschen jedoch sind durch das Allgemeine Gleichbehandlungsgesetz geschützt.

Menschen mit schwerer Behinderung und Menschen, die diesen gleichgestellt sind, haben zum Beispiel einen erhöhten Kündigungsschutz (§§ 168 bis 175 SGB IX), können nicht zu Mehrarbeit verpflichtet werden (§ 207 SGB IX), haben Anspruch auf bezahlten Zusatzurlaub in Höhe von fünf Arbeitstagen pro Jahr bei einer Vollzeitbeschäftigung (§ 208 Abs. 1 SGB IX) und auf die Einrichtung eines behindertengerechten Arbeitsplatzes (§ 164 Abs. 4 SGB IX). Das Sozialgesetzbuch geht aber noch einen Schritt weiter, denn etwas vereinfacht gesagt sind sowohl private als auch öffentliche Arbeitgeber, wenn sie mehr als 20 Arbeitsplätze haben, dazu verpflichtet, auf mindestens 5 Prozent der Arbeitsplätze schwerbehinderte Menschen zu beschäftigen (§ 154 in Verbindung mit § 156 SGB IX). Erreichen Arbeitgeber diese Vorgabe nicht, sind sie zur Zahlung einer Ausgleichsabgabe verpflichtet (§ 160 SGB IX). Auch bei der Einstellung schwerbehinderter Menschen gelten besondere Regelungen. So sind alle Arbeitgeber verpflichtet zu prüfen, ob freie Arbeitsplätze mit schwerbehinderten Menschen besetzt werden können (§ 164 Abs. 1 SGB IX).

Dieser kurze Abriss über die rechtlichen Regelungen ist natürlich unvollständig und für Jurist*innen sicherlich auch viel zu grob vereinfacht dargestellt. Aber ich bin kein Jurist. Ich bin ein schwerbehinderter Mensch und ich genieße nun einmal nicht nur den Schutz des Allgemeinen Gleichbehandlungsgesetzes, sondern auch den besonderen Schutz des SGB IX. Ich weiß, dass ich gemeint bin, wenn es in einer Stellenausschreibung heißt:

»Die Bewerbung behinderter Menschen ist ausdrücklich erwünscht. Schwerbehinderte Menschen und ihnen Gleichgestellte werden bei gleicher Eignung bevorzugt berücksichtigt. Von ihnen wird nur ein Mindestmaß an körperlicher Eignung verlangt.«

Während meiner Recherche bin ich ganz offensichtlich in die tiefen Abgründe des Internets geraten, denn es finden sich erstaunlich viele Meinungen darüber, dass behinderte Menschen keinerlei bevorzugte Berücksichtigung erhalten sollten. Diejenigen, die so etwas schreiben, scheinen jedoch auch die Meinung zu vertreten, dass es in unserer Gesellschaft gar keine Benachteiligung gibt oder einzelne Gruppen sogar Benachteiligung verdient haben.

Natürlich gibt es Benachteiligung. Und natürlich sollte niemand benachteiligt werden. Wer die Formulierung anstößig findet, nach der eine bevorzugte Berücksichtigung von behinderten Menschen erfolgt, übersieht, dass dies ausschließlich bei gleicher Eignung gilt. Unterlegene Bewerber*innen waren also nicht besser, sie waren höchstens genauso gut wie ein behinderter Mensch. Keine Zusage für eine Arbeitsstelle zu erhalten, kann schmerzhaft sein. Doch anstatt das Internet mit menschenverachtenden Kommentaren zu fluten, sollten unterlegene Bewerber*innen ihre eigenen Qualifikationen verbessern.

Um an dieser Stelle mit einem erstaunlich weit verbreiteten Vorurteil aufzuräumen: Es gibt keine Pflicht für einen Arbeitgeber, einen schwerbehinderten Menschen einzustellen. Wenn jemand nicht geeignet ist, kann sich jeder Arbeitgeber frei entscheiden, diese Person abzulehnen. Auch die Ausgleichsabgabe eignet sich nicht als Begründung dafür, dass Arbeitgeber gezwungen sind, schwerbehinderte Menschen einzustellen. Erstens sind Schwerbehinderungen weitaus verbreiteter als allgemein bekannt, zweitens besteht hier für Arbeitgeber kein Zwang, sondern höchstens ein Anreiz, und drittens beträgt diese Abgabe für jeden Arbeitsplatz, der bis zu der Schwelle von fünf Prozent nicht mit einem schwerbehinderten Menschen besetzt ist, nur zwischen 125 € und 320 € pro Jahr. Sie ist also extrem niedrig.

Der Vollständigkeit halber möchte ich darauf hinweisen, dass für öffentliche Arbeitgeber im Rahmen der Einstellung von Menschen besondere Pflichten bestehen. Demnach haben öffentliche Arbeitgeber grundsätzlich die Pflicht, schwerbehinderte Menschen zu einem Vorstellungsgespräch einzuladen. Die Einladung zu einem solchen Gespräch kann nur dann entfallen, wenn die fachliche Eignung offensichtlich fehlt (§ 165 SGB IX). Aber auch diese zusätzliche Pflicht öffentlicher Arbeitgeber bedeutet nicht, dass die Freiheit von Arbeitgebern bei der Auswahl und Einstellung von Menschen eingeschränkt wird. Und es bedeutet schon gar nicht, dass ein schwerbehinderter Mensch einen Arbeitsplatz bekommt, auch wenn er dafür nicht ausreichend qualifiziert ist.

Vermutlich haben wir alle schon einmal Sätze wie diese gehört:

»Die hat die Stelle ja nur bekommen, weil sie eine Frau ist« oder »Die müssen ja auch Migranten einstellen, damit die jemanden haben für die Poster, das gibt ansonsten schlechte Presse«, oder »Die trägt halt Kopftuch, aber da kann man ja gar nichts machen, sonst hat man ja direkt wieder Ärger an der Backe«, oder ganz perfide, und das habe ich persönlich auch schon gehört: »Am besten ist es, wenn man eine schwarze, lesbische und behinderte Frau ist. Dann wird man direkt befördert und keiner kann einem mehr was!«

In unserer Gesellschaft gibt es viele Menschen, die aufgrund der ethnischen Herkunft, des Geschlechts, der Religion oder Weltanschauung, einer Behinderung, des Alters oder der sexuellen Identität diskriminiert werden. Meine Beispielsätze sind nicht aus der Luft gegriffen und ich bin davon überzeugt, dass sie so oder so ähnlich tagtäglich in angenehmer Runde in der Mittagspause oder hinter vorgehaltener Hand im verschlossenen Büro gesagt werden. Überwiegend von heterosexuellen weißen Männern, denen ihre überaus privilegierte Stellung nicht bewusst zu sein scheint. Und was noch viel schlimmer ist: Diese kotzhässlichen Sätze werden auch genau so gemeint.

Worauf ich aber hinauswill, ist Folgendes: Vielleicht hilft es, sich in Empathie zu üben. Sich vorzustellen, wie es ist, auf der Seite derer zu sein, die von Benachteiligung besonders häufig betroffen sind. Wie muss sich ein behinderter Mensch fühlen, der in der Schule Klassenbester war und im Berufsleben viele Kolleg*innen mit seinem Können hinter sich gelassen hat, aber die eigene Beförderung nicht genießen kann, weil er sich stets gegen die Anfeindungen anderer durchsetzen muss? Oder, was noch schwerwiegender ist, wenn menschenverachtendes Gerede dazu führt, dass sich dieser Mensch selbst nicht mehr sicher sein kann, ob er wegen seiner Leistung befördert wurde oder nur, um irgendeine vermeintliche Quote zu erfüllen.

Mir wurde erst mit der Recherche zu diesem Kapitel klar, dass mich mein jetziger öffentlicher Arbeitgeber offenbar zu dem Assessment Center einladen musste. Ein Assessment Center ist eine etwas umfangreichere Methode zur Auswahl von geeigneten Bewerber*innen. Meistens müssen über einen oder zwei Tage hinweg verschiedene Aufgaben gelöst werden, während die Bewerber*innen vom Personal des Arbeitgebers beobachtet und bewertet werden. In meinem Fall warteten eine Präsentation, eine Fachdiskussion, ein Wissenstest und ein klassisches Bewerbungsgespräch auf mich. Ich wusste damals nicht, dass ich eingeladen werden musste, bereitete mich gewissenhaft auf den Tag vor und wurde schließlich angenommen. Für die damalige Auswahlkommission wäre es aber genauso gut möglich gewesen, mich mit einer Absage nach Hause zu schicken.

Ob ich schon einmal bevorzugt berücksichtigt wurde, weil ich schwerbehindert bin? Ich weiß es nicht. Ob schon einmal jemand hinter meinem Rücken über mich gelästert hat? Auch das weiß ich nicht, es ist aber gut möglich. Letztlich ist es für mich vor allem eins: Es ist mir egal. Was ich nämlich weiß, ist, dass das Allgemeine Gleichbehandlungsgesetz und das SGB IX nicht dafür gedacht sind, dass bestimmten Menschen irgendetwas im Leben geschenkt wird oder ihnen irgendwelche Vorteile verschafft werden sollen.

Die Teilhabe am Arbeitsleben ist ein gesellschaftlich wünschenswertes Ziel und zeugt von Respekt gegenüber allen Menschen, die in unserer Gesellschaft leben. Kein Mensch sollte sich minderwertig fühlen müssen und vermittelt bekommen, dass er einen bestimmten Arbeitsplatz oder eine bestimmte Position nicht verdient hätte. Jede und jeder sollte stolz sein dürfen auf die eigene Leistung. Die Gesetzeslage gibt das allemal her.

Trotzdem gehört es zu den fortlaufenden Aufgaben jeder Organisation, jedes Unternehmens, jedes Einzelnen und unserer Gesellschaft als Ganzes, diese Rechte gegen alle Rassisten, Sexisten, Behindertenfeindliche und sonstige Diskriminierungsbefürworter konsequent zu verteidigen.

MEIN RÜCKZUGSORT

Noch nie bin ich gefragt worden, wie sich die Welt für mich anhört, wenn ich meine Hörgeräte ausziehe. Ich finde das seltsam. Ist das etwa keine naheliegende und interessante Frage? Immerhin haben die meisten Menschen keinen Zugang zu dieser Welt, in die ich jederzeit eintauchen kann, wenn ich meine Hörgeräte ausschalte und die Ohrpassstücke aus den Ohren nehme.

Vielleicht vermuten viele aber auch gar nicht, dass es etwas zu entdecken gibt, dort, jenseits der Welt der Töne und Klänge. Vielleicht liegt es genau daran. Eben weil die meisten Menschen diese Erfahrung nicht machen können, vermissen sie nichts. Und dagegen ist ja auch gar nichts einzuwenden. Immerhin ist ein gesundes Hörvermögen einem hochgradigen Hörverlust immer vorzuziehen. Und doch: Hätte ich meine Hörschwäche nicht mehr, dann würde sich auch die Tür zu dieser ganz besonderen stillen Welt schließen, die ich so liebgewonnen habe.

Meine Arbeit besteht zu einem großen Teil darin, mit anderen Menschen verbal zu kommunizieren. Ob im Büro, am Telefon, in Besprechungen oder bei Videokonferenzen. Die ständige verbale Kommunikation ist das, was mich wahrscheinlich bis zum Ende meines Berufslebens begleiten wird. Ich bin eben kein Maler, der sich in seinem Atelier in Ruhe seiner Kunst hingeben kann, oder ein Wissenschaftler, der zurückgezogen in einem Labor Experimente durchführt. Meine Arbeit erfordert eine permanente Abstimmung mit anderen Menschen, und auch, wenn ich sie so manches Mal mühsam finde, bin ich doch im Grunde genommen sehr froh darüber. Diese ständige verbale Kommunikation bedeutet aber auch, ständig konzentriert sein zu müssen, ständig »da« sein zu müssen und auch, ständig hinzuhören und das Gehörte zu verarbeiten.

Ich bin davon überzeugt, dass eben dieses Zuhören und Verstehen für mich trotz meiner Hörgeräte anstrengender ist als für jemanden mit einem gesunden Hörvermögen. Wenn ich zuhöre, dann lenke ich meine Aufmerksamkeit genau dahin, wo ich etwas hören möchte. Ich schaue auf die Lippen, ergänze Wörter, die ich nicht richtig verstehe, aus dem Sinnzusammenhang und gleiche das Gesagte ununterbrochen mit meinem inneren Wörterbuch ab, um Fehldeutungen zu vermeiden.

Die Wahrheit ist: Es kostet Kraft. Nicht so viel, dass ich meiner Arbeit nicht nachgehen könnte, und noch nicht einmal so viel, dass Menschen in meiner Umgebung das überhaupt merken. Aber ich merke es. Ich spüre es. Ich weiß es.

Natürlich betrifft diese zusätzliche Anstrengung nicht nur mein Berufsleben. Sie zieht sich vielmehr durch meinen ganzen Alltag. Zu hören bedeutet für mich immer, meine Aufmerksamkeit vollkommen auf das zu lenken, was ich hören will oder hören muss. Zu hören bedeutet immer, genau hinzuhören. Dabei ist es egal, ob ich die Straße überqueren möchte oder in der U-Bahn sitze. Meine Ohren fühlen sich an, als seien sie ständig in Bewegung. So ähnlich wie die Augen von jemandem, der nervös ist und seine Pupillen ständig durch den Raum wandern lässt, um nichts zu verpassen. Bei meinen Ohren ist das von außen nicht sichtbar. Doch auch sie wandern ständig durch den

Raum, immer auf der Suche nach dem, worauf ich meine Aufmerksamkeit richten und was ich hören muss. Will mich jemand ansprechen? Kommt ein Auto? Ruft jemand nach mir? Droht eine Gefahr? Was andere Menschen mehr oder minder nebenher mitbekommen, ist bei mir immer mit größerem Aufwand verbunden.

Als Kind oder Teenager wäre ich niemals auf die Idee gekommen, meine Hörgeräte mitten am Tag auszuziehen und den Raum um mich herum ganz still zu genießen. Mittlerweile mache ich das. Nach einem langen Tag auf der Arbeit, wenn das Headset heiß gelaufen ist und sich die Stadt mit ihrem Tönen, Schallen und Dröhnen über meine Hörgeräte in meine Ohren und von dort in mein Gehirn gebohrt hat, ziehe ich die Hörgeräte aus.

Ich warte damit, bis ich zu Hause bin. Dann lasse ich die Tür hinter mir ins Schloss fallen, lege den Schlüssel auf der Kommode ab und reiße mir die Hörgeräte regelrecht aus den Ohren. Dann wird es still. Sehr still. Der Raum ist nach wie vor derselbe. Der Flur ist nach wie vor der Flur, der sich hinter meiner Eingangstür befindet und in dem ich nun stehe und erleichtert durchatme. Doch ich gönne meinen Ohren eine Auszeit davon, den Raum nach hörenswerten Geräuschen absuchen zu müssen. Ich weiß, hier bin ich geschützt, muss jetzt nicht hören, kann Ruhe einkehren lassen. Es ist wie eine Vollbremsung auf der Autobahn bei 150 km/h. Es dauert einen Moment, bis meine Ohren sich ans Nichthören gewöhnt haben, genauso wie es ein bisschen dauert, bis die Bremsklötze nach einer Vollbremsung abgekühlt sind. Auch meine Ohren müssen sich abkühlen.

Ich stehe immer noch in meinem Flur. Dann, wenn sich der Rauch der Vollbremsung verzogen hat, wenn die Hörgeräte schon längst neben dem Schlüssel auf der

Kommode liegen, verändert sich der Raum. Der Flur wirkt nun sanfter und milder als vorher.

Ich gehe ins Badezimmer, öffne den Wasserhahn und beginne, mir die Hände zu waschen. Ich weiß, wie sich plätscherndes Wasser anhört, ich kenne das Schmatzen der Hände, wenn ich Seife zwischen ihnen verreibe. Aber ich höre es nicht. Ich vermisse es auch nicht. Ich weiß, es ist da, und ich weiß, ich kann es wiederhaben, wenn ich es will. Ich brauche dazu nur in den Flur zurückzugehen und die Hörgeräte wieder einzusetzen.

Aber ich will nicht. Will mir die Hände waschen, ohne etwas zu hören. Will einfach nur für mich sein und meine Aufmerksamkeit auf mich selbst lenken. Auch das Badezimmer ist ohne Geräusche ein anderer Raum. Ein Raum nur für mich. Am deutlichsten wird es im Wohnzimmer. Viele wünschen sich Stille, aber nur wenige haben einen Zugang zu ihr. Für viele Menschen gibt es keine Momente ohne Geräusche mehr. Selbst wenn Fernseher und Handy uns anschweigen, hören wir das Ticken einer Uhr, Hundegebell vor der Wohnung oder Motorenlärm auf der Straße. Es ist fast unmöglich, nichts zu hören.

Ich kann das. Wenn ich ohne meine Hörgeräte im Wohnzimmer auf der Couch liege, höre ich kein Uhrenticken, kein Hundegebell und keinen Motorenlärm. Ich höre nur mich und fühle mich dabei, als hätte ich neben dem Krach der Welt auch ihre Schnelligkeit verbannt. Eine Vollbremsung eben, von 150 km/h auf null. Ich hätte mir niemals vorstellen können, wie wertvoll ich diese Momente einmal finden würde. Mittlerweile empfinde ich es als ein Privileg, diese Möglichkeit zu haben und in meine Räume der Stille eintauchen zu können. Vielleicht habe ich durch meine Hörschwäche einen Zugang zu mir selbst, den andere Menschen in einem Yoga-Retreat oder in einem Kloster suchen müssen.

Mein »Retreat«, meinen ganz persönlichen Rückzugsort, habe ich immer dabei. Er liegt in mir und ich kann ihn aktivieren, indem ich meine Hörgeräte deaktiviere.

Natürlich – so offen muss ich an dieser Stelle sein – ziehe ich meine Hörgeräte während des Tages fast nie aus. Das, was ich hier beschreibe, bezieht sich bei mir auf wenige Minuten bis hin zu einer halben Stunde und liegt meistens direkt im Anschluss an einen anstrengenden Arbeitstag. Selbst dann mache ich das nur, wenn meine Frau nicht zu Hause ist, weil ich mich ohne Hörgeräte nicht mit ihr unterhalten kann. Ich muss mir also sicher sein, dass ich wirklich nichts hören muss. Ohne Hörgeräte zu kochen zum Beispiel käme mir nie in den Sinn, weil ich viel zu viel Angst hätte, Gefahrengeräusche nicht rechtzeitig zu hören. Aus dem gleichen Grund schalte ich meine Hörgeräte auch in der Bahn oder im Flugzeug so gut wie nie ab, immerhin könnte es ja sein, dass ich etwas mitbekommen muss, was unmittelbar mit meinem Wohlergehen zu tun hat. In der Bahn will ich keine Ansage oder meinen Bahnhof verpassen und im Flugzeug will ich nicht dumm aus der Wäsche schauen, wenn mir die Flugbegleiter*innen ein Getränk anbieten.

Viele Menschen, die mich auf meine Hörschwäche ansprechen und denen ich erkläre, dass ich ohne Hörgeräte wirklich nicht gut hören kann, machen mich scherzhaft auf den vermeintlichen Vorteil aufmerksam, dass ich mich unangenehmen Situationen entziehen kann, indem ich die Hörgeräte ausziehe. Genau das mache ich eben nicht. Ich bin froh darüber, dass mich meine Hörgeräte unterstützen können, und ich will alle angenehmen und unangenehmen Situationen mitbekommen. Genauso wie ich will, dass mich die angenehmen Situationen mit positiven Gefühlen durchfluten, will ich mich jeder unangenehmen Situation und jedem unangenehmen Gespräch stellen. Meine Hörgeräte waren hierzu niemals eine Ausrede und werden es auch zukünftig nicht sein.

Nur in den Momenten, wenn der Krach der Welt sich wie eine Kreissäge in mein Gehirn bohrt, und nur dann, wenn ich mich sicher fühle, ziehe ich mich in diese wunderbar stille Welt zurück. Diese Welt, die ich erfahren darf und die vielen Menschen verschlossen ist.

NEUERES

BLUETOOTH-HÖRGERÄTE UND COVID-19

Anfang 2020, kurz bevor das Coronavirus die Welt in eine Schockstarre versetzte, legte ich mir wieder neue Hörgeräte zu. Die alten, die ich noch während meiner ersten Arbeitsstelle bei der Bank gekauft hatte, waren mittlerweile auch runtergerockt und ich hatte längst wieder einen Anspruch auf die Zuzahlung durch meine Krankenversicherung.

Der Prozess war der gleiche: Erst nach einem langweiligen Hörtest die Bescheinigung von meiner Hals-Nasen-Ohrenärztin einholen, dann meinen Akustiker aufsuchen, dort noch einmal eine ganze Batterie von Hörtests über mich ergehen lassen und schließlich verschiedene Hörgeräte so lange auf Herz und Nieren testen, bis ich mein Wunschgerät gefunden habe.

Als ich meine letzten Hörgeräte bekommen hatte, hatte ich den Anspruch, eine sehr gute Hörhilfe zu erhalten, die meinen Hörverlust besonders im Büroalltag gut ausgleichen konnte. Diesen Anspruch hatte ich immer noch, hatte aber zusätzlich den Wunsch, mich technisch auf den neusten Stand zu bringen. Ich wusste nur zu gut, dass ich frühestens in sechs Jahren wieder neue Hörgeräte bekommen würde. Natürlich könnte ich jederzeit neue Hörgeräte kaufen, aber eine Kostenübernahme beziehungsweise Kostenbeteiligung durch die Krankenkassen erfolgt erst nach sechs Jahren. Also überlegte ich mir, dass die neuen Hörgeräte technisch auf einem so guten Stand sein sollten, dass sie mich problemlos die nächsten sechs Jahre begleiten konnten. Dazu gehörte für mich auch, mich endlich von der analogen Technologie zu verabschieden, die mir die Welt seit meinem vierten Lebensjahr so zuverlässig und mit ungefilterter Power hörbar gemacht hatte.

Ich wusste, dass sich meine Ohren umgewöhnen mussten. Das Analoge verschwindet und das Digitale erobert die Welt. Es würde nichts bringen, mich weiterhin dagegen zu wehren und diese schöne neue Welt zu verpassen, die vielleicht sogar eine bessere Hörqualität versprach, nur weil ich mich weiterhin darauf verlassen wollte, dass meine Ohren mit roher analoger Kraft beschallt wurden. Analoge Hörgeräte werden sowieso kaum noch hergestellt. Genauso gut könnte man versuchen, heutzutage ein neues Nokia 3310 zu kaufen.

Also habe ich mich nach einer ausgiebigen Testphase für ein schönes Paar Hörgeräte entschieden, die sich mit unterschiedlichen Programmen ausstatten lassen. Gehe ich zum Beispiel in ein Restaurant, in dem es um mich herum sehr laut ist, kann ich nun per Knopf-druck am Hörgerät – oder natürlich über eine App – ein Programm auswählen, mit dem sich die störenden Hintergrundgeräusche reduzieren lassen. Ein bisschen ist das so, als würde es im Restaurant rings um mich herum dunkel werden und nur der Tisch, an dem ich sitze, würde hell erstrahlen. Es fällt mir aber immer noch schwer, in relevanten Situationen an meine Hörgerätprogramme zu denken, selbst wenn sie mir helfen. Ich war es mein Leben lang gewohnt, meine Hörgeräte nicht als aktiven Teil meines Alltags wahrzunehmen, und jetzt, wo sie sich als aktive Unterstützung aufdrängen, muss ich mich regelrecht dazu zwingen, sie auch so zu nutzen.

Eine Funktion, die meine neuen Hörgeräte mit sich bringen, habe ich jedoch sofort angenommen: Sie lassen sich problemlos mit einem iPhone oder iPad verbinden. Auch deshalb steht auf der Verpackung für meine Hörgeräte »Made for iPhone«. Es ist nicht so, dass ich an dieser Stelle Werbung für Apple-Produkte machen möchte – ich selbst besaß nie ein Apple-Produkt, bis ich meine neuen Hörgeräte bekommen habe –, aber ich muss zugeben, dass ich von der Funktion begeistert bin und sie meine Lebensqualität enorm gesteigert hat.

Durch die Entwicklung eines neuen Bluetooth-Standards – »Low Energy Audio« oder LEA – verbindet sich mein Handy nun blitzschnell mit meinen Hörgeräten, wenn ich angerufen werde, Musik abspiele oder ein Video schaue. Der Ton wird direkt in die Hörgeräte übertragen. Wie das alles genau funktioniert, weiß ich nicht, aber es funktioniert problemlos und ich kann nebenbei sogar zusätzlich meine Umgebung wahrnehmen und hören. Es ist nicht so, als müsste ich mich zwischen einem Telefonat und einer Durchsage am Bahnsteig entscheiden. Ich kann beides haben. Es ist fast so, als hätte ich permanent AirPods im Ohr. Auch wenn meine Frau mich wegen dieser Funktion scherzhaft als »Cyborg« bezeichnet hat, fühle ich mich damit richtig wohl.

Wenn ich früher in der Bahn, im Flugzeug oder beim Saubermachen der Wohnung Musik hören wollte, musste ich einen von diesen klobigen Kopfhörern aufsetzen, die das Ohr vollständig umschließen und von denen ich nach einer Weile immer fiese Druckstellen bekomme. Wenn ich telefonieren wollte, konnte ich nicht, wie viele es mittlerweile tun, Kopfhörer ins Ohr stecken und in einen Lautsprecher am Verbindungskabel zum Handy quatschen. Jetzt werden die Stimmen kabellos direkt in die Hörgeräte geleitet und ich bin wesentlich flexibler als vorher. Natürlich ist auch die Audioqualität jetzt deutlich besser.

Meine neuen Hörgeräte – es sind Widex Evoke110 E1-BTE13 – habe ich Anfang März 2020 erhalten, nur wenige Tage, bevor das Coronavirus endgültig in Europa und natürlich auch in Deutschland ankam. Das Verteidigungs-ministerium reagierte sehr schnell und zeigte sich von seiner modernsten Seite. Quasi von einem Tag auf den anderen saß ich, wie fast alle meine Kolleg*innen, mit meiner mobilen IT-Ausstattung im Homeoffice und es wurde eine Regelung erlassen, die es erlaubte, dienstliche Gespräche über private Handys zu führen. Natürlich traf das nicht auf Gespräche zu, die als besonders vertraulich oder sogar geheim eingestuft waren, aber eine solche Einstufung traf für meine tägliche Arbeit und die Arbeit meiner direkten Kolleg*innen nicht zu. Also nutzte ich die Gelegenheit, für die zahlreichen Abstimmungen und stundenlangen Tele-fonkonferenzen mein eigenes Handy zu benutzen und die Stimmen direkt in meine Hörgeräte einzusteuern.

Was wie eine Übertreibung klingen mag, meine ich völlig ernst: Ohne meine neuen Hörgeräte und die Möglichkeit, diese ewig langen Abstimmungen mit meinem privaten Handy durchzuführen, hätte ich mich wahrscheinlich nach ein paar Wochen im Homeoffice krankschreiben lassen müssen, weil es für mich auf Dauer nicht möglich gewesen wäre, mich mit der herkömmlichen Technik im Stimmengewirr der Telefonkonferenzen so lange zu konzentrieren. Die körperliche Belastung wäre wohl zu groß gewesen.

Doch COVID-19 brachte eine weitere Herausforderung mit sich. Ich meine den Mund-Nasen-Schutz, oder MNS, für alle, die es kurz mögen. Selbstverständlich habe ich keinerlei Absicht, das Tragen von Gesichtsmasken in Abrede zu stellen. Ganz im Gegenteil freute ich mich über jeden Menschen, der eine Maske trug, und ärgerte mich sehr über alle, die angeblich »selbst dachten« oder sich schlicht zu cool fühlten, um auf ihre Mitmenschen Rücksicht zu nehmen.

Aber manchmal fällt es mir auch ohne MNS schon schwer, das zu verstehen, was andere mir erzählen. Trotz meiner schönen neuen Hörgeräte greife ich immer noch gern darauf zurück, mir Sätze aus dem Sinnzusammenhang zu erschließen oder an den Lippenbewegungen meines Gegenübers dessen Worte zu erkennen. Ich nutze im täglichen Sprachverstehen längst nicht nur meine Ohren, sondern ziehe alle nur erdenklichen Informationen heran, die sich mir anbieten. Leider ist dieses Angebot an Informationen durch das Tragen der Masken deutlich knapper geworden. Erschwerend kam hinzu, dass viele Menschen wesentlich undeutlicher sprachen als ohne Maske, da ihre Worte sich nicht nur den Weg durch einen geräuschdurchfluteten Raum, sondern erst einmal durch die Wände der Masken bahnen mussten, bis sie die Mikrofone meiner Hörgeräte erreichten.

Besonders Servicepersonal, egal ob im Restaurant, in der Bahn oder an einer Supermarktkasse, verstand ich nur, wenn ich mich ganz besonders stark darauf konzentrierte, was sie sagten. Aber ich will mich nicht beschweren. COVID-19 verlangte vielen Menschen wesentlich mehr ab als mir und ich brach mir gewiss keinen Zacken aus der Krone, wenn ich häufiger als vorher jemanden bitten musste, das Gesagte noch einmal zu wiederholen. Auch, dass der Platz hinter meinem Ohr mit Brillenbügel,

Hörgerät und Maskenband ganz schön eng wurde, war nicht mehr als eine kleine Unannehmlichkeit, die ich gern bereit war zu ertragen, auch wenn ich mich häufig darüber beschwerte oder sich meine Maske mal wieder im Hörgerät verhedderte.

Meine Hörgeräte sollten niemals als Ausrede dienen, wenn es um meine eigenen Leistungen ging, und ich finde, sie durften auch nicht als Ausrede dienen, wenn es darum ging, mich selbst und andere zu schützen.

ICH WERDE VATER

Als mir meine Frau eine Whatsapp-Nachricht mit dem Satz »Ich muss dir etwas sagen« schrieb, saß ich gerade in einem großen Meeting. Anstatt etwas zu sagen, schickte sie mir ein Foto von einem Schwangerschaftstest, auf dem neben dem Kontrollstreifen sehr schüchtern ein weiterer dünner Streifen zu erkennen war. Ich bewegte das Handy in der Hand hin und her, um mich nicht von der Spiegelung auf dem Display täuschen zu lassen. Doch er blieb da, dieser dünne zweite Strich auf dem Foto, und er würde in den nächsten Tagen noch sehr viel dicker werden.

Aus der Vermutung wurde Gewissheit: Ich werde Vater!

Ein Kind zu bekommen ist sicherlich für die meisten ein wunderschönes Erlebnis, das aber auch von einer ganzen Reihe von Fragen oder gar Bedenken flankiert werden kann. Manche zweifeln vielleicht an ihrer finanziellen Stabilität, andere daran, ob die Wohnung ausreichend Platz bietet, und wieder andere vielleicht an ihren eigenen Qualifikationen als Eltern. Natürlich gibt es auch die, die gar nicht zweifeln. Zu denen gehöre ich ganz sicher nicht.

Parallel zu meiner überschwänglichen Freude lief ich auch einige Wochen nach dem Foto mit dem zweiten dünnen Strich innerlich noch immer mit einem Gesichtsausdruck durch die Gegend, der erstaunliche Ähnlichkeit mit Edvard Munchs »Der Schrei« hatte.

Ein paar Tage, nachdem meine Frau mir das Foto von dem Schwangerschaftstest geschickt hatte, fuhren wir für ein Wochenende nach Rostock und Warnemünde. Wegen

COVID-19 hatten wir unsere geplante große Urlaubsreise im Juni abgesagt, doch wir wollten wenigstens noch einmal kurz den Strand sehen.

Als wir gerade einen Abendspaziergang am Hafen entlang machten, stellte mir nun meine Frau die Frage: »Ist deine Hörschwäche eigentlich vererbbar?«

Ich hatte mir die Frage in den letzten Jahren selbst sporadisch gestellt, sie aber immer wieder gekonnt verdrängt.

»Ich weiß es nicht«, antwortete ich wahrheitsgemäß. »Ich habe bisher nie eine Diagnose gehört. Es hieß immer nur, dass ich eine hochgradige Innenohrschwerhörigkeit habe. Aber für das Buch habe ich die Patientenakten der Uniklinik Mainz angefragt, vielleicht steht es ja da drin. Meine Mutter hat früher zumindest immer gesagt, dass es nicht vererbbar sei. Ich weiß aber nicht, ob das wirklich stimmt.«

Die Worte sprudelten nur so aus mir heraus. Ich sagte alles, was ich zu dem Zeitpunkt wusste und worüber ich sowieso schon nachgedacht hatte. Ich hoffte wirklich, dass sich in den Patientenakten ein Hinweis darüber finden lassen würde, ob meine Hörschwäche vererbbar ist oder nicht. Obwohl wir uns bewusst für eine Schwangerschaft entschieden hatten, wären wir beide nicht im Traum auf die Idee gekommen, die Frage nach der eventuellen erblichen Vorbelastung vorher zu stellen. Was hätte denn auch das Resultat der Recherche sein sollen? Hätten wir uns gegen ein Kind entschieden, wenn wir herausgefunden hätten, dass eine Wahrscheinlichkeit von 40, 50, 80 oder 90 Prozent besteht, dass unser Kind schwerhörig sein würde? Ganz sicher nicht! Trotzdem platzte es während unseres Spaziergangs aus mir heraus.

»Oh je, ich hoffe, das Kind kann hören!«, sagte ich etwas verzweifelt.

»Ach du, wenn nicht, we will deal with it!«, konterte meine Frau.

Wir werden damit schon umgehen können, und ich bin überzeugt, meine Frau meinte das auch so. Natürlich schaue ich auf mein eigenes – immerhin schon deutlich über 30 Jahre andauerndes – Leben zurück und kann keinen einzigen Hinweis darauf finden, dass es nicht lebenswert gewesen sein soll. Zu dem Zeitpunkt, als ich diese Zeilen schreibe, ist meine Frau immer noch schwanger und unsere Tochter noch nicht auf der Welt. Wenn es dann so weit sein wird, werde ich sie auf den Arm nehmen, sie anschauen und ansprechen. Ob sie nun ein perfektes Gehör haben wird oder nicht, wird mir in diesem Moment völlig gleichgültig sein, denn eines weiß ich ganz genau: Auch ihr Leben ist lebenswert und ich freue mich darauf, mit dafür sorgen zu können.

Wie es genau sein wird, wenn ich Vater werde, weiß ich natürlich nicht. Meine Tochter wird sehr wahrscheinlich ganz normal hören können. Aber ich werde immer derjenige mit der Hörschwäche sein. Sie wird sich an mich gewöhnen müssen, und obwohl sie noch nicht einmal geboren ist, muss ich das bereits von ihr verlangen. Wie wird es sein, wenn ich mit ihr ins Schwimmbad gehe? Wenn ich zwar die ganze Verantwortung trage, aber nur einen Bruchteil verstehe? Was, wenn sie mir zeigen will, wie toll und wie tief sie tauchen kann, und ich sie nicht höre und nicht mitbekomme, dass sie versucht, auf sich aufmerksam zu machen? Oder noch schlimmer: Was, wenn ihr etwas zustößt und ich einfach in eine andere Richtung schaue, weil mir ein Hilfeschrei entgeht?

Wahrscheinlich werde ich meine Augen nie wieder schließen können! Wahrscheinlich werde ich nun immer aufpassen wie ein Luchs! Wahrscheinlich wird das alles nur halb so wild und ich werde auch dafür Lösungen finden. Aber hier und heute komme ich nicht umhin, mir auch über solche Dinge den Kopf zu zerbrechen.

Ob ich meine Tochter auf meinen Schultern tragen kann oder ob ich darauf verzichten muss, weil sie an meinen Hörgeräten ziehen wird, weiß ich auch nicht. Ganz sicher bin ich mir aber, dass ich sie nachts nicht hören werde, wenn sie nicht schlafen kann, Hunger hat oder getröstet werden möchte. Ich höre ja noch nicht einmal einen Wecker, wie soll ich dann von Geräuschen wach werden, die aus einem Babyphone herausknistern?

Ich habe an früherer Stelle in diesem Buch zugegeben, dass ich so lange wie möglich auf weitere technische Hilfsmittel verzichten möchte. Ich ahne, dass es aber bald an der Zeit sein wird, technisch aufzurüsten. Kurz nachdem ich erfahren habe, dass ich Vater werde, habe ich das halbe Internet durchforstet und festgestellt, dass es Babyphones für Schwerhörige gibt. So eines werde ich mir dann eben kaufen und hoffen, dass es zuverlässig funktioniert und die Weckfunktion auch für meine Frau erträglich ist.

Doch meine Vorfreude ist viel größer als es meine Bedenken je sein könnten. Ich spüre, dass die schönen Momente immer überwiegen werden. Die Herausforderungen, die zweifellos auf mich zukommen, werde ich annehmen. Dabei kann ich immer auf zwei Dinge vertrauen: Auf meine Erfahrungen, die mich gelehrt haben, dass sich zu jeder Herausforderung eine Lösung finden lässt, und auf meine Frau, die glücklicherweise eine ähnliche Einstellung hat wie ich und mir zur Seite stehen wird.

Es ist nun einmal so: Die meisten Einschränkungen haben wir in unserem Kopf, nicht im Ohr.

TIPPS ZUM UMGANG MIT MENSCHEN, DIE HÖRGERÄTE TRAGEN

Viele Menschen denken, dass eine hohe Lautstärke der alles entscheidende Faktor ist, damit ich sie verstehe. Das ist nicht der Fall. Ich bin davon überzeugt, dass ich auf eine Vielzahl von Hinweisen angewiesen bin, die erst in ihrer Gesamtheit dazu führen, dass ich einem Gespräch tatsächlich folgen und daran teilhaben kann. Ich nenne diese Hinweise Informationsgeber.

Meine Ohren finden tagsüber keine Pause. Sie scannen unablässig die Umgebung nach solchen Hinweisen ab. Will jemand mit mir sprechen oder entsteht gerade womöglich eine Situation, die ich nicht verpassen sollte? Dann schlagen meine Ohren Alarm, weil sie eine solche Situation ausgemacht haben, und ich stelle mich unverzüglich darauf ein, aufnahmebereit zu sein. Wie ein Jagdhund, der urplötzlich eine Witterung aufgenommen hat und nun nicht mehr loslassen kann. Jetzt gilt es hinzuhören, jetzt gilt es, auf zusätzliche Informationen zu achten, jetzt gilt es, zu verstehen und sich nach Möglichkeit nicht zu blamieren.

Doch was sind für mich Informationen, die ich zum Verstehen heranziehe? Ich habe sie in der nachfolgenden Liste zusammengetragen. Die Liste ist vermutlich weder vollständig, noch trifft sie auf alle Menschen oder überhaupt auf eine große Anzahl von Menschen zu. Es ist meine persönliche Liste, die ich nach langem Nachdenken zusammengestellt habe und von der ich glaube, dass ich in jeder Situation auf mehrere dieser Informationsgeber angewiesen bin, um wahrhaftig etwas verstehen zu können.

Vielleicht helfen Ihnen meine Informationsgeber, wenn Sie mit hörgeschädigten Menschen zu tun haben. Vielleicht haben Sie auch selbst eine Hörschwäche und Ihnen ist noch nicht bewusst, dass Sie (auch aktiv) zum Hören viel mehr Informationen heranziehen können, als Sie es bisher getan haben. In jedem Fall hoffe ich, dass Ihnen diese Liste weiterhilft. Und nachzufragen, wenn Sie etwas nicht verstanden haben, ist in den allermeisten Fällen ohnehin eine gute Idee.

MEINE INFORMATIONSGEBER

1. LAUTSTÄRKE

Lautstärke ist nicht alles, aber ohne die richtige Lautstärke ist alles nichts. Soll heißen: Wir brauchen eine gewisse Lautstärke, um überhaupt hören zu können. Kommt in unseren Ohren oder in unseren Hörgerätmikrofonen nicht eine Mindestlautstärke an, dann hören wir auch nichts. Aber abgesehen davon ist die Lautstärke längst nicht so wichtig, wie vielfach angenommen wird.

Der Grundsatz »Je lauter, desto besser« mag vielleicht für Heavy-Metal-Fans gelten, hat aber mit meinem Hörverstehen nicht viel zu tun. Darüber hinaus ist es sehr unterschiedlich, was als laut und was als leise wahrgenommen wird. Manche Menschen haben ein sehr sensibles Gehör und nehmen jede noch so kleine Schallwelle wahr. Andere wiederum brauchen die volle Dröhnung, um sich wohlzufühlen. Es ist also kompliziert. Obwohl ich eine hochgradige bis an Taubheit grenzende Hörschwäche habe, empfinde ich oft Dinge als zu laut. Manche Geräusche gehen mir sogar durch Mark und Bein und ich kann sie kaum länger als einen Augenblick ertragen. Warum sollte das bei mir auch anders sein als bei Menschen ohne Hörschwäche?

Wenn ich einer Frequenz ausgesetzt bin, die deutlich zu laut ist, überschreitet sie irgendwann auch meinen Wohlfühlbereich. Ich mag es, wenn andere Menschen angemessen laut mit mir reden. Es ist nicht nötig, mich anzuschreien. Andererseits habe ich aber auch große Probleme mit Menschen, die sehr leise sprechen. Eben die Menschen, die ihre Wörter eher aushauchen als aussprechen und bei denen es sich fast so anfühlt, als würden sie mit jedem Satz einen Teil ihrer Lebenskraft verlieren. Hilfe!

2. DEUTLICHE AUSSPRACHE

Eine deutliche Aussprache ist mein zweiter Informationsgeber. Deutlich zu sprechen erscheint offensichtlich und sollte selbstverständlich sein, wird nach meinen Erfahrungen jedoch trotzdem allzu oft vernachlässigt. In Stresssituationen zum Beispiel. Oder in der Kantine, wenn zwischen dem halb zerkauten Hähnchenbrustfilet im linken Mundwinkel und der Portion Reis im rechten Mundwinkel nebenbei noch ein Gespräch geführt wird. Das ist nicht nur unappetitlich und unhöflich, sondern erschwert mein Hörverstehen ungemein.

Und noch ein Beispiel: Bei länger andauernden Meetings zu einigermaßen komplexen Themen kommt meistens irgendwann der Moment, wo jemand intelligent wirken möchte und dazu diese nachdenkliche Körperhaltung einnimmt, bei der sie oder er eine Hand zwischen Kinn und Mund hält. Die typische Denkerpose. Das mag unbeabsichtigt sein oder für mein Hörverstehen noch nicht einmal schwer ins Gewicht fallen, aber auch Kleinvieh macht Mist. Also bitte immer schön deutlich sprechen. Und den Mund nicht mit der Hand verdecken. Das hilft sicherlich nicht nur mir.

3. BETONUNG

Die Betonung von Wörtern und Sätzen ist zugegebenermaßen ein eher kleiner Informationsgeber. In der Betonung liegen für mich zum Beispiel Hinweise, um welche Art von Satz es sich handelt. Stellt mir jemand eine Frage? Ist es eine Aussage oder ein Ausruf?

Das wiederum hilft mir, einzelne Wörter, die ich nicht richtig verstanden habe, selbst zu ergänzen und letztlich zu einem sinnvollen Gespräch zusammenzufügen. Das Gespräch suche ich dabei besonders nach Fragen ab. Die meisten Menschen reden so viel und wiederholen sich so oft, dass es gar nicht schlimm ist, wenn ich nicht jeden Satz verstehe. Aber wenn in einem Gesprächsschwall plötzlich eine Frage auftaucht, dann weiß ich, dass sie vermutlich direkt an mich gerichtet ist und ich sie beantworten sollte. Das ist mein Signal zum Aufwachen! Zumindest die Frage sollte ich verstanden haben, um einigermaßen angemessen reagieren zu können. Die Betonung trägt hierzu wesentlich bei.

4. GESPRÄCHSKONTEXT

Kommen wir zum Gesprächskontext, den ich in meinem Buch bereits mehrfach erwähnt habe. Für mich ist er einer der wichtigsten Informationsgeber, wenn es darum geht, andere zu verstehen. Der Gesprächskontext gibt mir Auskunft darüber, worüber gerade gesprochen wird. Hieraus kann ich meistens sehr gut ableiten, worum es gerade geht, selbst wenn ich etliche Wörter oder Sätze nicht verstanden habe. Als Kind – und vermutlich noch heute – hatte ich Probleme damit, die Wörter »Nest« und »Netz« akustisch auseinanderzuhalten. Doch wenn sich gerade mit mir jemand über ein Tennisspiel unterhält und ich »verstehe« den Satz »Spiel doch etwas höher über das Nest«, dann weiß ich, dass es »Netz« und nicht »Nest« lauten muss. Also tausche ich die Wörter gedanklich blitzschnell aus und niemand würde auf die Idee kommen, dass ich zunächst ein völlig falsches Wort verstanden habe.

Oder wenn ich in einem Restaurant sitze und meine Frau nach dem Essen sagt: »Ich habe noch Lust auf einen Nachtisch, wollen wir noch ein Ei(s) essen?«, dann wird sie wohl kein »Ei«, sondern ein leckeres »Eis« meinen. Auch fehlende Buchstaben lassen sich wunderbar ergänzen.

Das mag wie eine Kleinigkeit wirken, aber wir alle sind jeden Tag unzähligen Gesprächssituationen ausgesetzt und für mich kommt es eben auch auf solche vermeintlichen Kleinigkeiten an. Ich greife mir jeden Strohhalm, den ich kriegen kann.

5. ÖRTLICHER BZW. RÄUMLICHER ZUSAMMENHANG

Der örtliche oder räumliche Zusammenhang, in dem ein Gespräch stattfindet, verrät ebenfalls viel über die Auswahl an Wörtern, die sehr wahrscheinlich benutzt wird. Natürlich betreibe ich in meinem Kopf keine permanenten mathematischen Klimmzüge mit Wahrscheinlichkeiten, aber wenn ich mir im Stadion ein Fußballspiel anschaue, werden sich die Menschen um mich herum sehr wahrscheinlich über Fußball oder Bier unterhalten.

Beethovens neunte Sinfonie oder das Paarungsverhalten von Regenwürmern sind in einem Fußballstadion vermutlich keine Gesprächsthemen. Also suche ich in meinem Kopf fehlende Wörter oder Sätze eher in meinem Fußball- und Bier-Vokabular als bei Beethoven und Regenwürmern.

Natürlich muss ich immer auf der Hut sein, denn der örtliche oder räumliche Zusammenhang ist als alleiniger Informationsgeber oft nicht ausreichend. Wobei das für alle Informationsgeber gilt. Es könnte zum Beispiel sein, dass das Fußballspiel gerade etwas langweilig ist und die Person neben mir doch anfängt, über ein Klavierkonzert, die Steuererklärung oder Aktivitäten am Wochenende zu plaudern. Dann heißt es umschalten und schleunigst ein anderes Vokabelheft in meinem Kopf hervorkramen.

6. MIMIK

Welche Informationen mir eine andere Person mitteilen möchte, lässt sich auch an der Mimik und den Lippenbewegungen erahnen.

Gerade für die Mimik gilt das von Paul Watzlawick formulierte Axiom: »Man kann nicht nicht kommunizieren.« Jedes Verhalten, insbesondere die Mimik eines Menschen, verrät viel darüber, was uns mitgeteilt werden soll. Eine hochgezogene Augenbraue deutet auf Skepsis hin, ein Stirnrunzeln könnte Nachdenklichkeit symbolisieren und weit aufgerissene Augen sind vermutlich ein Zeichen von Staunen oder Aufregung. Oder von beidem.

7. GESTIK

Zur Gestik gehören alle Gesten und Bewegungen eines Menschen. Diese sind manchmal schwer und manchmal leicht zu deuten und spielen neben der Mimik eine wesentliche Rolle bei meinem Hörverstehen. Der Informationsgeber ist weitestgehend selbsterklärend. Wenn jemand mit dem Finger auf ein Haus zeigt, dann kann ich vermuten, dass die Person mich auf irgendetwas an diesem Haus aufmerksam machen will. Also schlage ich in meinem Kopf das Vokabelheft mit den Wörtern rund ums Haus auf und werde dann auch meistens fündig.

Das heißt, ich kann mich darauf einstellen, was nun vermutlich gesagt wird, und fehlende Wörter oder Sätze in meinem Kopf sinnvoll ergänzen. Ein anderes Beispiel: Sollte mir jemand die Faust entgegenstrecken und mit ihr wenige Millimeter vor meiner Nase herumfuchteln, kann ich sehr sicher sein, dass mir diese Person weder Liebe noch Zuneigung gestehen will. Das ist so eindeutig, das würde ich sogar ganz ohne Ohren verstehen.

8. LIPPENBEWEGUNGEN

Ich kann nicht von den Lippen lesen. Und doch helfen mir die Lippenbewegungen beim Verstehen weiter. In vielen Situationen schaue ich anderen Menschen beim Reden auf den Mund. Wie werden die Lippen geformt? Sagt jemand zum Beispiel gerade »Kirche« oder »Kirsche«? Noch zwei Wörter, die ich sehr schlecht verstehen und akustisch nur schwer auseinanderhalten kann. Natürlich helfen hier der Gesprächskontext oder ein örtlicher Kontext zusätzlich weiter. Aber eben auch die Bewegung der Lippen.

9. GEFÜHLE UND STIMMUNGEN

Gefühle und Stimmungen hängen natürlich stark mit Mimik und Gestik zusammen, bilden für mich aber einen eigenen Informationsgeber. Außerdem denke ich, dass sie in der Kommunikation teilweise unterschätzt werden. Oft können wir anderen Menschen ansehen, wenn sie traurig, fröhlich, wütend oder ängstlich sind. Aber alle diese Gefühle können auch verborgen sein und eine Gesprächssituation trotzdem überschatten. Vielleicht möchten manche Menschen nicht, dass man ihnen ihre Traurigkeit anmerkt. Dann kann es umso hilfreicher sein, trotzdem die richtigen Antennen auszufahren, um diese Stimmung zu erfassen. Selbstverständlich betrifft dieser Punkt nicht nur Menschen, die eine Hörschwäche haben, aber je besser es uns gelingt, die mitschwingenden Gefühle und Stimmungen aufzunehmen, desto angemessener können wir darauf reagieren.

Diese Gefühle und Stimmungen helfen mir – und jetzt meine ich wirklich wieder mich als jemanden, der eine Hörschwäche hat – dabei, eine Situation zu entschlüsseln. Salopp formuliert weiß ich dann, was gerade los ist und wie die Stimmung im ganz sprichwörtlichen Sinne ist. Zusammen mit den bisher genannten Informationsgebern kann ich dann nicht verstandene Wörter und Sätze besser ergänzen und die Gespräche verstehen.

10. BEZIEHUNGSVERHÄLTNIS

Das Beziehungsverhältnis von Menschen zueinander sagt viel darüber aus, worüber gerade gesprochen wird. Einfacher ausgedrückt: Man spricht nicht mit allen Menschen über alle möglichen Themen. Bei dem Smalltalk an einer Supermarktkasse geht es vermutlich zum Beispiel um den Einkauf oder um das Wetter und weniger um berufliche oder private Dinge.

Doch was unterscheidet das Beziehungsverhältnis von dem örtlichen oder räumlichen Kontext? Während der örtliche oder räumliche Kontext zunächst ausschließlich die unmittelbare Umgebung als Informationsgeber beschreibt, bietet das Beziehungsverhältnis darüber hinausgehende Informationen.

Bleiben wir bei dem Beispiel der Supermarktkasse und dem Smalltalk. Wenn ich von einer fremden Person bedient werde und ein Gespräch entsteht, dann geht es vermutlich wirklich nur um den Einkauf, irgendwelche Bonuspunkte oder das Wetter. Werde ich aber von einer mir bekannten Person oder gar einer Freundin oder einem Freund bedient, dann kann es in dem Gespräch auch um meinen Gesundheitszustand, mein letztes Sporttraining oder die nächste Verabredung gehen. Der örtliche oder räumliche Kontext ist gleich, nur das Beziehungsverhältnis ist anders.

Ähnlich ist es in beruflichen Situationen. Gerade mit Kolleg*innen, die man nicht so gut kennt, werden private Themen in der Regel nicht angesprochen. Das Beziehungsverhältnis gibt meistens also Hinweise darauf, welche Themen nicht angesprochen werden. So können wir uns mit Menschen, die uns sehr vertraut sind, sprichwörtlich über Gott und die Welt unterhalten, wohingegen wir mit

Menschen, die uns nicht vertraut sind, nur über einen sehr kleinen Themenkreis sprechen.

Dadurch, dass der Themenkreis gerade bei einem sehr distanzierten Beziehungsverhältnis sehr eingegrenzt ist, kommen vielfach auch inhaltsleere Phrasen zum Einsatz, die ich natürlich besonders einfach ergänzen kann, wenn ich sie nicht vollständig oder gar nicht verstehe. Etwas übertrieben ausgedrückt, kann sich vermutlich jeder Mensch mit einem anderen, völlig unbekannten Menschen fünf Minuten lang über das Wetter unterhalten, ohne auch nur ein einziges Wort hören oder gar verstehen zu müssen.

»Was für ein Wetter!« – »Ja, geht schon seit Tagen so.« – »Könnte sich langsam mal ändern.« – »Wo soll das denn noch hinführen?« – »Bestellen Sie doch mal gutes Wetter!« – »Es schüttet mal wieder wie aus Kübeln!« – »Da draußen verbrennt man ja.« – »Ist nicht mein Wetter.« – »Da kann ich mir bald Kiemen wachsen lassen.« Und was wir sonst noch alles im Alltag von uns geben, wenn wir uns mit unseren Mitmenschen unterhalten.

Ich nutze alle zehn Informationsgeber. Viele von ihnen gleichzeitig. Zu jeder Zeit. Vielleicht machen das alle Menschen. Vielleicht ist das gar nichts Besonderes. Für mich ist diese rastlose Informationsverarbeitung aber anstrengend. Es gibt kaum eine Pause. Es ist eine ununterbrochene Arbeit. Oft fühle ich mich wie ein Computer, der ständig Rechenoperationen durchführt und auswertet. Natürlich nicht mit Zettel und Stift, sondern in Echtzeit aus der Situation heraus.

Ich hatte mein ganzes bisheriges Leben Zeit, mir diese Dinge anzueignen. Überwiegend unbewusst. Wir Menschen kompensieren eben das, was wir nicht besonders gut können. Zugegebenermaßen gibt es zahlreiche Dinge, die ich nicht besonders gut kann. Es ist eben ein Unterschied, ob man nicht sonderlich musikalisch ist, oder kaum hören kann. Meine Musikalität vermisse ich zwar manchmal sehr, aber auf das Hören bin ich angewiesen. Eben darauf, zu verstehen. Ich kompensiere durch meine Hörgeräte und dadurch, dass ich die Informationsgeber nutze. Zu meinem Glück ist in vielen Situationen erwartbar, was gesagt wird. So gut wie immer gibt es ein bestimmtes Vokabular, gängige Sätze und allgemeine Regeln, denen ein Gespräch folgt. Die hörbare Welt ist einerseits unendlich groß und aufregend, andererseits aber auch kleinteiliges Handwerk. Dadurch, dass ich sie mir für jedes Gespräch und für jede Situation kleiner mache, bin ich letztlich in der Lage, gut zu hören, gut zu verstehen und meinen Alltag und meinen Beruf zu bewältigen – auch, wenn es anstrengend ist.

SCHLUSSWORT

Zuerst ein Appell: Sofern Sie mit hörgeschädigten Menschen zu tun haben, sorgen Sie bitte dafür, dass Sie verstanden werden. Das wollen Sie doch, oder etwa nicht? Wenn nicht, dann brauchen Sie sich nicht zu unterhalten. Mit niemandem. Und wenn Sie verstanden werden wollen, dann tragen Sie bitte mit dazu bei. Sprechen Sie laut und deutlich, bieten Sie Informationsgeber an, seien Sie in Ihrer Körperhaltung offen und transparent. Und wenn Sie unsicher sind, fragen Sie einfach mal nach.

Warum nicht zu einem hörgeschädigten Menschen hingehen und fragen: »Was kann ich tun, damit du mich besser verstehen kannst? Gibt es da etwas?«

Soweit ich mich erinnern kann, wurde mir diese Frage in meinem Leben erst zweimal gestellt. Das mag auch daran liegen, dass ich mich ziemlich gut an Gesprächen beteiligen kann und es für andere Menschen so gut wie keinen Anlass gibt, mir diese Frage zu stellen. Doch es gibt Hörgerätträger*innen – Menschen mit Cochlea-Implantat zähle ich einfach mal dazu –, die sich über diese Art von Unterstützung sicherlich freuen würden. Und wenn nicht, dann haben Sie wenigstens respektvoll gezeigt, dass Sie die Hörschwäche erkannt haben und bereit sind, auf Ihr Gegenüber einzugehen. Das ist doch toll!

Und noch ein Appell: Wenn Sie eine Hörschwäche haben und Hörgeräte tragen, verstecken Sie sich nicht. Es gibt nichts, was Ihnen unangenehm sein müsste. Die Hörgeräte – oder das Cochlea-Implantat – machen

Ihr Leben besser, nicht schlechter. Dass Sie gerade trotz Ihrer Einschränkung am Leben teilhaben und sich in Situationen begeben, die für Sie eine Herausforderung darstellen – darauf können Sie zu Recht stolz sein.

Machen Sie bitte nicht die gleichen Fehler, die ich gemacht habe. Ich war lange Zeit unsicher und hatte Angst davor, mich zu blamieren. Ich wusste einfach nicht, ob ich überall, wo ich mich gerade befand, dazugehörte. Gehörte ich auf eine Regelschule, wo ich direkt am Tag meiner Einschulung am liebsten im Boden versunken wäre? Gehörte ich auf Kindergeburtstage, bei denen ich nicht richtig an den Spielen teilnehmen konnte? Gehörte ich auf ein Tischtennisturnier, wo sich ein anderes Kind über mich lustig machte? Gehörte ich in ein Kanu, in dem ich meine Hörgeräte fast verloren hätte? Gehörte ich in das Team der Handballmannschaft, obwohl ich nicht mehr auf dem Feld auftreten konnte? Gehörte ich in einen Beruf, bei dem ich in Meetings die Flüstergespräche meiner Sitznachbar*innen nicht verstand?

Wenn ich diese und viele andere Situationen noch einmal erleben dürfte, dann hätte ich gern gewusst, was ich heute weiß: Ich bin hier, ich stelle mich jeder Situation, ich gestalte sie, so gut es eben geht, und wenn mal etwas schiefgeht, dann ist das auch kein Weltuntergang. Denn natürlich gehöre ich überall dazu. Und Sie auch.